打造防疫共同體

共同體

解析COVID-19醫藥、人權、大數據與前瞻政策

郭旭崧、楊慕華 —— 主編
國立陽明交通大學防疫科學暨健康一體研究中心團隊 —— 合著

COVID-19 疫情不斷地衝擊著各國的公衛與社會體制，人們的生活也在與病毒威脅及防疫新制中持續磨合。國立陽明交通大學防疫科學暨健康一體研究中心團隊從醫學、公衛及法律人權面向進行疫情影響的研究剖析，並提出未來因應之道，篇篇精采並切中要點，值得拜讀。全民的團結與各界專業的支持，是臺灣防疫不可或缺的重要力量，讓我們一起打造兼具人權與法治的防疫共同體。

嚴重特殊傳染性肺炎中央流行疫情指揮中心指揮官
衛生福利部部長

陳時中

代序

　　這本書是陽明交大對歷史的交代，也是對臺灣防疫的歷史見證。

　　疫情以來，看到歐美民主國家不斷攀升的確診人數，一個揮之不去的話題便是民主制度真能應付這種危急時刻的變局嗎？COVID-19 不僅造成全球大流行，也對全球民主與世界安全帶來威脅。本書收錄陽明交大法律學者與公衛學者的看法，內容討論了民主、人權、法治與防疫的互動。透過這群學者專家，讓我們重拾對民主制度的信心。

　　多年來我們一直相信集眾人之智的民主社會，會帶來自由與繁榮，但我們也看到在疫情中，人們高舉自由與權利的大旗，抗議政府的防疫措施，讓疫情的控制更加複雜。同時，以明主賢君為期望的獨裁國家，在社會利益大於個人權利的要求下，其防疫初期的政府效能表現似乎有目共睹，但諸如中國等國在面對傳染力更強的 Omicron，其「清零」政策也受到嚴厲挑戰。民主與獨裁需要更多的比較，希望讀者能從這本書中重新發現民主。

　　COVID-19 肆虐全球兩年多來，臺灣意外成為世界中的異數，這主要歸功於民眾防疫意識與政府快速應變外，還有一群默默奉獻的人。這本書紀錄也記錄了這群人的付出、觀察與建議。

　　兩年多來，我們眾多校友在疫情前線抗疫，校園內也隨著科技部的防疫科學中心計畫，莫不傾全力投入防疫的研發工作。我們的目標只有一個，那就是學以致用，期望將我們的知識轉化為具體的防疫措施、預防方法，讓臺灣甚至世界早日脫離疫情。我很榮幸自己也是這個計劃的一份子，也很高興看到這本書的出版。

身為一位科學家，最高興的不是論文刊登在知名期刊，而是看到自己的研發成果能對社會有一絲絲的貢獻。這本書的出版，象徵的是陽明交大善盡社會責任，象徵的是學者走出象牙塔，面對變局的憂國憂民。

　　作為一所大學、身為一名學者，我們必須對歷史有所交代；也必須讓國人瞭解我們的付出，讓國人堅定對民主的信念。

國立陽明交通大學校長

林奇宏 謹啟

編序

　　這兩年來以 COVID-19 為主題的書可說是汗牛充棟，從疫苗談到經濟產業，從應變談到國際秩序，暢銷排行榜上總有關於疫情的書籍。那為什麼陽明交大還要在這時候出版一本以 COVID-19 為主題的書呢？

　　話說緣起，2020 年 2 月──疫情還沒有進入大流行的時候──正在談合校的國立陽明交通大學攜手台北榮總成立「新型冠狀病毒研發聯盟」。多年的防疫經驗，已讓我嗅到這株病毒與過去面對過的任何疫情有顯著不同。面對國家──乃至於世界──的變局，這個聯盟在協助國家防疫國際化與產業化的大前提下，有責任將大學研發鏈結產業，協助防疫政策落地生根。數月後，榮陽交團隊在此基礎獲得科技部防疫科學研究中心計畫支持，善盡大學社會責任、全力協助國家防疫。

　　疫情至今兩年有餘，在聯盟與防疫中心運作下，我們默默地與全臺灣醫護與公衛人員共同守護這場「防疫奇蹟」。2020 年 4 月，我以陽明大學校長身分接受美國公共電視網新聞時刻（PBS NewsHour）訪問，談到臺灣防疫成果。在病毒已經肆虐全球、各國開始大肆封城的情況下，臺灣就像與世隔絕的桃花源；如此防疫成果不僅讓歐美防疫專家跌破眼鏡，更讓我們自豪 Taiwan can help。

　　或許多數臺灣民眾不知，臺灣優秀的防疫奇蹟甚至讓當時還在野的現任以色列總理班奈特（Naftali Bennett）在外交部安排下，與我及國內防疫專家進行兩次視訊會議，分享臺灣經驗。

　　在國內，榮陽交團隊很早就與高端疫苗合作，以學術量能全力支援疫苗國家隊；傳統醫學研究所從臨床經驗研發出來的中藥「淨冠方」，

更在臺灣還沒有大規模疫苗接種的時刻，優先投入給前線醫護。如今高端疫苗已取得國家緊急授權，WHO 三期認證指日可待。淨冠方也取得輸出許可，未來將循 AZ 疫苗模式公益授權。

在協助地方防疫上，陽明交大在宜蘭的附設醫院快速成立專責實驗室，成為宜蘭第一所可以檢驗 COVID-19 的醫院。去年，更將校內基因體中心的高通量核酸檢測系統移設宜蘭。疫情初期普篩的爭議，陽明交大也以大數據分析，讓國家在執行精準防疫上有了科學證據的基礎。

以上點點滴滴累積的成果，其實都建立在陽明交大校內一群默默付出的研究人員。他們不求媒體曝光，也不上政論節目，只本著自己的專業替臺灣盡一些力，讓臺灣能儘早擺脫疫情威脅。

這本書忠實記錄了這群默默奉獻者的工作，讓民眾得以一窺「象牙塔」內的面貌，有助於瞭解學者在面對歷史轉折點的努力。這本書展現在國人面前的是榮陽交團隊兩年多來參與防疫的點滴與成果，絕對不是錦上添花，而是對歷史負責的一件事。

最後，我要感謝所有參與寫作的 32 名學者專家，他們分別來自醫學、公衛、法律、人文等背景，沒有他們就沒有這本書；同時也要感謝來自陽明交大防疫科學暨健康一體研究中心以及陽明交大出版社的行政與編輯同仁，他們才是本書得以出版的幕後功臣。

編按：本書各篇提及 2020 年 1 月 20 日疾病管制署宣布成立的「嚴重特殊傳染性肺炎中央流行疫情指揮中心」，皆以「指揮中心」簡稱表示。

作者群（依姓氏筆劃排列）

尤櫻儒：國立陽明交通大學公共衛生研究所博士候選人

尹心磊：國立陽明交通大學科技法律學院科技法律研究所碩士生

何秀榮：國立陽明交通大學生物醫學資訊所博士後研究員

吳欣融：國立政治大學斯拉夫語文學系學士生

吳俊穎：國立陽明交通大學生物醫學資訊研究所特聘教授兼所長、醫學院副院長

李秉燊：國立陽明交通大學科技法律學院科技法律研究所博士候選人、專利師

周穎政：國立陽明交通大學公共衛生研究所教授

林映彤：國立陽明交通大學心智哲學研究所副教授

林春元：中原大學法學院財經法律學系副教授兼執行長

邱國峻：國立陽明交通大學臨床醫學研究所研究助理

施明遠：國立陽明交通大學科技法律學院科技法律研究所助理教授

洪培慈：國立陽明交通大學科技法律學院數位治理法律創新中心兼任助理、執業律師

高健哲：澳洲墨爾本奧斯汀醫院總醫師

張文貞：國立臺灣大學法律學院教授、國立陽明交通大學科技法律學院合聘教授

梁立霖：國立陽明交通大學公共衛生研究所副教授、
國立中山大學企業管理學系兼任副教授

梅乃驊：國立陽明交通大學公共衛生研究所博士生

陳昱維：國立陽明交通大學科技法律學院科技法律研究所碩士生

陳斯婷：國立陽明交通大學臨床醫學研究所副教授

陳渙文：國立陽明交通大學公共衛生研究所博士生

陳靖捷：國立陽明交通大學科技法律學院科技法律研究所碩士生

陳赫暄：國立陽明交通大學科技法律學院科技法律研究所碩士生

曾景鴻：微菌方舟生物科技股份有限公司總經理

黃心苑：國立陽明交通大學醫務管理研究所教授

黃志忠：國立陽明交通大學防疫科學暨健康一體研究中心研究助理

楊元傑：國立陽明交通大學心智哲學研究所博士後研究員

楊秀儀：國立陽明交通大學公共衛生研究所副教授

楊智傑：國立陽明交通大學醫學院腦科學研究所教授兼所長、

　　　　數位醫學暨智慧醫療推動中心主任

鄒孟珍：國立陽明交通大學公共衛生研究所博士候選人、博安生醫法律團隊執行長

雷文玫：國立陽明交通大學公共衛生研究所副教授

劉汗曦：國立陽明交通大學公共衛生研究所博士候選人、博安生醫法律團隊總顧問

蔡明翰：國立陽明交通大學微生物及免疫學研究所助理教授

蔡若翎：國立陽明交通大學微生物及免疫學研究所碩士生

嚴如玉：國立陽明交通大學心智哲學研究所副教授兼所長

Contents

第一卷 **解讀真實世界訊息的知能**

第二卷 **人權、法治與防疫**

第一卷
解讀真實世界訊息的知能

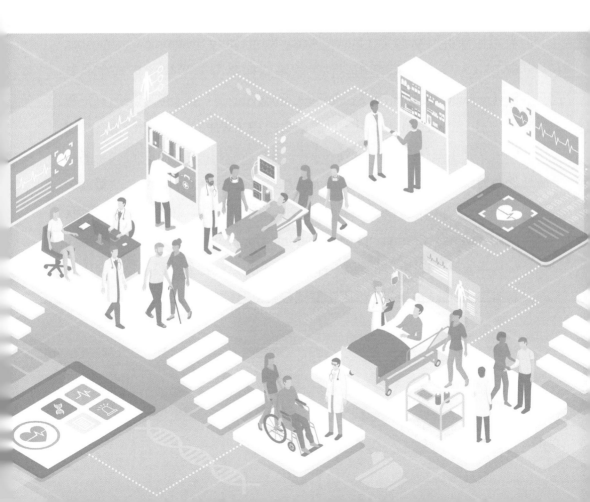

第一章
新冠病毒的傳播與檢驗方法

蔡若翎、蔡明翰

　　2019 年 12 月，中國湖北省武漢市公布不明肺炎感染病例，類似病徵即快速在世界各地陸續擴散，爾後證實此類呼吸道急性疾病為新型冠狀病毒所導致。這株病毒在初期曾暫時被命名為 2019 新型冠狀病毒（2019-nCoV），而後研究顯示此新型冠狀病毒之基因體與嚴重急性呼吸道症候群冠狀病毒（Severe Acute Respiratory Syndrome Coronavirus, SARS-CoV）具有高度相似性，故國際病毒學分類學會正式命名為 Severe Acute Respiratory Syndrome Coronavirus 2（SARS-CoV-2，又稱新冠病毒）[1,2]。2020 年 1 月，世界衛生組織（WHO）宣布此疫情為「國際公共衛生緊急事件」，並於同年 2 月將新冠病毒所引起的肺炎正名為嚴重特殊傳染性肺炎（Coronavirus Disease-2019, COVID-19）。新冠病毒與 2002 年爆發的 SARS-CoV 和 2012 年爆發的中東呼吸症候群冠狀病毒（Middle East respiratory syndrome Coronavirus, MERS-CoV）為同一病毒家族，在電子顯微鏡下都可以看到冠狀病毒外套膜上具有突出的棘蛋白（Spike protein），因特徵型態與皇冠類似，故而得名。

冠狀病毒家族會感染人類的主要有七種，分別是：HCoV-229E、HCoV-OC43、HCoV-NL63、HCoV-HKU1、SARS-CoV、MERS-CoV 以及新冠病毒。前四種病毒主要會導致鼻塞、流鼻水、咳嗽、發燒等較輕微之上呼吸道感染症狀；感染後三種病毒則會造成較嚴重的症狀，像是肺炎或呼吸衰竭等等，甚至導致 9%（SARS-CoV）、35%（MERS-CoV）及 2%（新冠病毒）感染之病患死亡[3,4]。相較於 SARS-CoV 及 MERS-CoV，此次爆發的新冠病毒因為傳染力更強，已經造成全球嚴重的傷害，至 2022 年 5 月至少有六百萬人因感染新冠病毒所導致之病症而死亡。

一、傳染途徑

SARS-CoV-2 的傳染途徑主要是透過飛沫傳播，大多數是感染者在打噴嚏、咳嗽、講話時，病毒透過飛沫直接傳染給身旁的人。不同於一般帶有磷脂質之病毒具備在環境中因乾燥及其他因素輕易失去活性，新冠病毒被證實可在一般環境維持長久穩定性且仍具備高度感染性，因此任何帶有感染者飛沫的物品，像是門把、手機、甚至衣物等，加上人員流動因素，極容易產生大規模傳播。原則上，病毒停留在物品表面數天仍具感染性，若下一個人接觸到此物品，且接觸到口鼻，也有可能造成間接感染[5]，因此環境清潔消毒對於抑制傳播極為重要。

二、變異株

　　SARS-CoV-2 是 RNA 病毒，在進行複製的時候，容易因為錯誤配對而發生基因改變，進而使新製造出來的病毒基因體與原先的基因體序列不同，最終產生帶有不同胺基酸序列之病毒蛋白，即是變異株。變異位點的不同，可能會影響到病毒的特性，像是傳播力、疾病的嚴重度和疫苗的保護力等等。特別要注意的是棘蛋白產生的變異位點，因為棘蛋白是冠狀病毒結合宿主細胞接受器之關鍵蛋白，且為疫苗的標的物，因此在棘蛋白區域的突變，會有一定的機率使病毒與細胞之間的密切關係上升，導致病毒更容易與其結合，並入侵到細胞內造成感染[6]。

　　WHO 將傳播力提升、疾病嚴重度增加或致疫苗保護力降低之變異株定義為高關注變異株（Variant of Concern, VOC）。現今有五株變異株被納入，分別是 Alpha、Beta、Gamma、Delta 和 Omicron 株[7]。

　　2020 年底，在印度發現 Delta 變異株，迅速造成該國以及其他國家嚴重疫情，像是英國、美國等，是適應能力強的變異株。美國 CDC（Centers for Disease Control and Prevention，疾病管制與預防中心）研究發現，Delta 變異株的傳染力約為 Alpha 株的兩倍，會導致較高的住院率及重症率；並有研究顯示，未接種疫苗的 Delta 患者重症率顯著性較高[8]。

　　2021 年 11 月中旬，在非洲「波札那」發現的 Omicron 變異株，迅速在全球傳開，更被證實是在棘蛋白上具有高達 37 個胺基酸改變之變異株[9]，初步研究顯示此變異株具備強大的二次感染（Reinfection）能力，代表先前曾經感染新冠病毒，甚至已接種疫苗者，仍有高度被

打造防疫共同體
解析 COVID-19 醫藥、人權、大數據與前瞻政策

Omicron 變異株感染之機率，這些證據亦表示 Omicron 可能具備逃避第一次感染所引起免疫反應的能力 [10]。目前已知 Omicron 呈現高度的傳染力，確診病例多為年輕族群，尚未有足夠證據顯示導致重症之能力高於其他變異株。然而，此變異株已快速地在世界各地擴散，臺灣也已經出現確診案例，因此在這個新變異株對人類所造成的威脅尚未明朗的情況下，建議大家仍應做好防疫工作，保護自己、也保護別人，並等待科學家們判定此變異株之危險性。

三、檢驗方法──抗原和抗體

感染新冠病毒的族群，相當多是輕症或無症狀帶原者，這些無症狀帶原者是很大的潛在傳染源，因此為了抑制病毒大規模的傳播，充分、有效且快速地檢驗是相當重要的手段。目前檢測是否感染新冠病毒有三種方式：一是抗原快篩，二是核酸檢測，三是抗體檢測。

快篩的主要目的，是快速且大量地篩檢出是否有疑似感染新冠病毒的患者，並進行分流，以降低病毒擴散的機率。抗原快篩的原理是利用血清學中的抗原抗體結合反應，經由呈色判讀結果。抗體（Antibody）是體內免疫細胞所產生具高度專一性之蛋白質，對於人體抵抗外來病菌，是十分重要的角色。抗體的形狀像是一個 Y 字型，兩個分岔的頂端具有可以辨認特定物質的區域，而這些可被抗體辨認之物質就是抗原（Antigen）。

（一）抗原快篩

抗原快篩是檢測病毒主要結構蛋白之一，即核殼蛋白（Nucleocapsid Protein）抗原，利用快篩試劑內部專一性抗體進行結合，快篩後大約 15 分鐘就有結果。由於會有類似此抗原的結構結合到抗體，可能會有偽陽性的結果產生，也有一定機率產生偽陰性，所以快篩只能作初步的鑑定[11]。目前市面上有居家快篩試劑提供民眾自行進行篩檢，檢測結果若為抗原陽性，就必須再做敏感度較高的核酸檢測，以作為確診依據。如果懷疑可能接觸到病毒，或與公告之病毒傳播足跡相同，建議在不同時間段，利用快篩試劑再次驗證，避免因為初次快篩結果呈現偽陰性，而錯過處理時機。

（二）核酸檢驗

核酸檢測是利用聚合酶連鎖反應（Polymerase chain reaction, PCR）偵測檢體中病原菌的特定 RNA。PCR 反應是先用反轉錄酶將病毒 RNA 轉錄成 cDNA，再藉由 DNA 循環複製將螢光訊號放大到一定的閾值（Threshold）。PCR 一個循環可以將產物放大一倍，到達閾值的循環次數便被定義為 Ct 值（Cycle threshold value）。若病毒複製次數少即可達到此閾值，表示 Ct 值低，代表檢測樣本中之病毒 RNA 量高[12]，例如：若 Ct 值 40 表示病毒的基因被放大了 240 次才達到螢光偵測的閾值，即顯示檢測樣本之病毒量很低。目前臺灣大多醫院訂定病患的 Ct 值 35~40 都算是陽性。

（三）抗體檢驗

抗體檢驗是檢測血清內的病毒專一性抗體，可以瞭解病患是處於病毒感染的哪一個時期。在病毒感染初期，體內會先產生特異性的免疫球蛋白 M（IgM）抗體，大約過了一到兩個禮拜之後，IgM 會漸漸消失，取而代之會出現免疫球蛋白 G（IgG）抗體進行後續的免疫反應，並維持較長的存在時間。因此，IgM 陽性即表示患者「現在」正處於感染的狀態，而 IgG 陽性則表示已經在感染後期或是恢復期[13]。由於並不是所有感染者都會產生這種抗體，而且產生抗體的時間因人而異，判讀方式也較為複雜，因此，目前國內並沒有核准家用抗體快篩試劑。

註　釋

1　COVID-19 Public Health Emergency of International Concern (PHEIC). WHO. 2020.02.12.

2　International Committee on Taxonomy of Viruses (ICTV).(2020). Retrieved from https://talk.ictvonline.org/information/w/news/1300/page

3　V'kovski, P., Kratzel, A., Steiner, S. et al.(2021). Coronavirus biology and replication : implications for SARS-CoV-2. Nat Rev Microbiol 19, 155–170. Retrieved from https://doi.org/10.1038/s41579-020-00468-6

4　Krishnamoorthy, S., Swain, B., Verma, R.S. et al.(2020). SARS-CoV, MERS-CoV, and 2019-nCoV viruses : an overview of origin, evolution, and genetic variations. VirusDis.

5　Andrew G. Harrison, Tao Lin, Penghua Wang. (2020). Mechanisms of SARS-CoV-2 Transmission and Pathogenesis. Trends in Immunology, 41(12).

6　Plante, J.A., Liu, Y., Liu, J. et al. (2021). Spike mutation D614G alters SARS-CoV-2 fitness. Nature 592, 116–121. Retrieved from https://doi.org/10.1038/s41586-020-2895-3

7　Tracking SARS-CoV-2 variants. WHO. Retrieved from https://www.who.int/en/activities/tracking-SARS-CoV-2-variants/

8　Delta Variant : What We Know About the Science, CDC, 2021. Retrieved from https://www.cdc.gov/coronavirus/2019-ncov/variants/delta-variant.html

9　Cameroni, E., Bowen, J.E., Rosen, L.E. et al.(2021). Broadly neutralizing antibodies overcome SARS-CoV-2 Omicron antigenic shift. Nature.

10　Juliet R.C. Pulliam, Cari van Schalkwyk et al.(2021). Increased risk of SARS-CoV-2 reinfection associated with emergence of the Omicron variant in South Africa. medRxiv.

11　社團法人臺灣醫事檢驗學會。取自：https://www.labmed.org.tw/knowledge_1.asp?mno=120。

12　Abdulkarim Abdulrahman et al.(2020). Association between RT-PCR Ct Values and COVID-19 New Daily Cases : A Multicenter Cross-Sectional Study. BMJ.

13　Denning, D., Kilcoyne, A. & Ucer, C.(2020). Non-infectious status indicated by detectable IgG antibody to SARS-CoV-2. Br Dent J.

打造防疫共同體
解析 COVID-19 醫藥、人權、大數據與前瞻政策

第二章
感染新冠病毒的症狀

蔡若翎、蔡明翰

　　感染新冠病毒出現的症狀範圍非常廣泛，病徵會在接觸病毒後的
1~14 天出現，其中最常見為發燒、咳嗽、疲倦等等。接觸病毒到症狀
產生的這段時間稱為潛伏期，在潛伏期時，雖然尚未有症狀產生，仍然
有一定的機率傳染給他人[1]。

一、從輕症到重症

　　新冠病毒感染者的疾病發展不同，從輕微症狀到嚴重疾病都有可
能，也有人完全沒有症狀。不過就算是無症狀患者，病毒依舊可以藉由
飛沫方式傳染給下一個人。感染初期，部分患者會有喪失味覺及嗅覺的
症狀，其他病症像是喉嚨痛、胸痛、結膜炎等。當病情逐漸演變至重症
時，可能會發生嚴重肺炎、呼吸道窘迫症候群或多重器官衰竭、休克
等。目前研究顯示新冠病毒所造成的輕症率約為 80%，重症率約占
20%[2]。

年長者以及患有糖尿病、免疫相關疾病、心血管疾病、癌症等等慢性疾病的族群，屬於高風險群，較有可能發展成重症。年長者由於身體器官隨著年齡的增長而逐漸老化，免疫能力相對較弱；慢性病患者因為自身某些器官已受損，身體機能相對不健全，當他們在面對病原菌入侵時，身體無法承受其所造成的傷害，就容易演變成重症[3]。但也不是只有這兩類族群會患有重症、甚至死亡（圖 1）。經衛福部統計，臺灣截至 2022 年 4 月 30 日，65 歲以下的族群也有死亡個案，因此就算是年輕人及青壯年者也不能輕忽[4]。針對孕婦族群，近期在國外臨床研究已明確證實孕婦有較高的重症風險，且懷孕越晚期，風險指數將驟升[5]。考量新冠病毒強大的傳播能力，並保障婦女及胎兒的健康，臺灣及各國普遍原則是建議孕婦應接種疫苗，在安全性上，目前國外已有數萬臨床研究證實 COVID-19 疫苗並不會增加流產、胎兒畸形、早產、死胎及孕婦併發症之風險[6,7,8,9]。

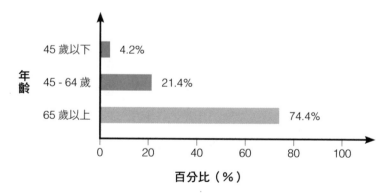

✺ 圖 1 全球死亡人數與年齡相關圖表，截至 2022.01.12。
　　資料來源：WHO

二、隱形缺氧

近期有許多死亡病例是隱形缺氧造成的。隱形缺氧，又稱快樂缺氧（Happy hypoxemia），是指人體內血液中的氧氣飽和度過低，但患者仍然意識清楚，可以正常活動，等到感到不適及開始喘氣，往往已經發展到重症，病情進展速度之快，甚至在患者被送到醫院之前便猝死。臨床資料顯示，在病情較為嚴重的患者中，體內未成熟紅血球的數量比健康人體內還要多。有研究表示，其原因可能是：病毒會影響到血鐵質的代謝，以及紅血球成分之一血紅蛋白的降解，進而降低紅血球的攜氧能力，使人體處於缺氧狀態。接著，身體的補償機制會促使更多的紅血球生成。大量未成熟的紅血球進入到血液循環中，但這些未成熟的紅血球還沒有能力攜帶及運送氧氣，於是其餘正常運作的成熟紅血球要負責全身的氧氣運送，一旦不堪負荷，身體就會因為缺氧，而導致猝死[10]。

註 釋

1 Christelle Elias, Abel Sekri, Pierre Leblanc, Michel Cucherat, Philippe Vanhems(2021). The incubation period of COVID-19 : A meta-analysis. International Journal of Infectious Diseases.

2 Robert Verity, PhD et al.(2020). Estimates of the severity of coronavirus disease 2019 : a model-based analysis. The Lancet.

3 CDC(2021)。 Retrieved from https://www.cdc.gov/coronavirus/2019-ncov/need-extra-precautions/index.html.

4 衛福部。取自：https://sites.google.com/cdc.gov.tw/2019ncov/taiwan

5 Ellington, Sascha et al.(26 Jun.2020).Characteristics of Women of Reproductive Age with Laboratory-Confirmed SARS-CoV-2 Infection by Pregnancy Status -

United States, January 22-June 7, 2020. Morbidity and mortality weekly report,69(25),769-775. doi:10.15585/mmwr.mm6925a1

6 Shimabukuro, T. T. et al.(2021). Preliminary findings of mRNA COVID-19 vaccine safety in pregnant persons. N. Engl. J. Med,384,2273-2282.

7 Wainstock, T., Yoles, I., Sergienko, R. & Sheiner, E.(2021). Prenatal maternal COVID-19 vaccination and pregnancy outcomes. Vaccine,39,6037-6040.

8 Theiler, R. N. et al.(2021). Pregnancy and birth outcomes after SARS-CoV-2 vaccination in pregnancy. Am. J. Obstet. Gynecol MFM,3(6),100467.

9 Zauche, L. H. et al.(2021). Receipt of mRNA COVID-19 vaccines and risk of spontaneous abortion. N. Engl. J. Med,385,1533-1535.

10 Shima Shahbaz, Lai Xu, Mohammed Osman. et al. Erythroid precursors and progenitors suppress adaptive immunity and get invaded by SARS-CoV-2v.

第三章
新冠病毒的預防方法及重複感染

邱國峻、陳斯婷

　　預防新冠病毒感染，需要瞭解病毒感染宿主的種類與傳染途徑，並做好相關預防病毒感染的措拖。從 RNA 序列比對進行溯源分析，新冠病毒（SARS-CoV-2）與蝙蝠身上的冠狀病毒具有高度相似性，然而來自蝙蝠的冠狀病毒無法感染人類，推論蝙蝠的冠狀病毒在中間宿主體內經過變異，使得冠狀病毒上面的棘蛋白 （Spike）可感染人類，最終成為新冠病毒。

一、預防方法

　　新冠病毒的溯源依然存在許多的未知，目前確定的宿主有：人、蝙蝠、豬、牛、火雞、貓、狗、雪貂……。雖然有零星跨物種的感染案例，主要仍是相同物種間的傳播，因此新冠病毒的傳染途徑主要還是來自於人與人之間的社交活動。新冠病毒的傳染途徑分為空氣傳染及間接傳染兩種[1]。當病毒進到人體的呼吸道，甚至進入肺臟後，病毒開始進行複製，期間我們可能會有一些呼吸道的症狀，例如咳嗽，而當咳嗽或是大聲說話時，呼吸道中的病毒就有機會附著在細微的飛沫「氣溶膠」

（aerosol）的表面，由於氣溶膠可以停留在空氣中，緩慢地飄散與沉降，增加了病毒存留空氣的時間，因此身處於相同空間的人，若沒有確實佩戴個人防護裝備（如：醫療用口罩）就容易吸入病毒進而被感染。此外，新冠病毒有機會存在於患者的鼻水、唾液、皮膚、尿液、糞便中。當患者打噴嚏，用手遮掩口鼻時，病毒可能附在患者手上，若沒有及時消毒就接觸公共物品，如：手把、扶手、電梯按鈕……，其他人再接觸並碰觸口鼻，即有可能受到感染。因此，目前可以接種疫苗、建立個人防護觀念、場域管控來預防新冠病毒的傳播。

（一）疫苗

　　隨著 COVID-19 病例及死亡人數逐漸攀升，世界各地的學者都致力研發能提供保護力的新冠病毒疫苗。疫苗是一種有效預防疾病的方式，以抗病毒疫苗作為例子，其作用是將無殺傷力的病原菌、病原菌結構蛋白或其遺傳物質施打到人體內，刺激身體的免疫反應，產生對抗病毒的抗體並誘發免疫記憶性。日後若接觸到病毒，免疫細胞便可以藉由相同方式迅速產生中和抗體，降低被感染或產生重症的機率。中和抗體（Neutralizing antibody）是一種特殊抗體，能夠與宿主細胞上的病毒受體進行競爭，造成病毒無法進入細胞，進一步地中和掉病毒的毒性，使其失去感染能力，同時提供人體保護力。新冠病毒表面上的棘蛋白有段蛋白之區段被定義為受體結合位（Receptor binding domain），可以結合宿主細胞上的受器——血管收縮素轉化酶 2（Angiotensin-converting enzyme 2，ACE2），使病毒得以黏附進而進入細胞中。新冠病毒的中和抗體便是能透過結合病毒膜上之棘蛋白，使病毒顆粒無法成功與宿主

細胞表面上之 ACE2 蛋白結合，進而達到抑制病毒感染的效果。中和抗體與病毒結合後會形成一個複合體，之後被免疫細胞辨認並被清除掉。棘蛋白同時是一種抗原，是免疫細胞辨認的目標，能誘發人體的免疫反應，因此與疫苗設計有相當密切的關係。目前 COVID-19 疫苗依設計及製程的不同，主要分成三大類，分別是：mRNA 疫苗、蛋白質次單元疫苗以及病毒載體疫苗[2]。

1.mRNA 疫苗

mRNA 疫苗是將合成的病毒棘蛋白 mRNA（messenger RNA，信使核糖核酸）送到人體，mRNA 會在人體細胞中製造出棘蛋白，之後被免疫細胞辨認，藉此驅動免疫反應。因為 mRNA 在製造蛋白質的過程中，不會進到細胞核內，且不具備插入宿主 DNA 的可能，因此相比於使用 DNA 當作疫苗載體必須透過進入細胞核，因而有隨機插入到細胞染色體 DNA 中之機率，進而造成基因突變及可能細胞變異甚至癌化之風險[3]，mRNA 疫苗不具此類風險。又因 mRNA 可直接在實驗室批量合成，生產上較為迅速，因此最早完成臨床實驗及通過美國緊急授權的輝瑞（Pfizer-BioNTech, BNT）和莫德納（Moderna）疫苗便是屬於 mRNA 疫苗。然而，mRNA 分子穩定性較差，所以此類型疫苗在保存、運送上皆須要在極度低溫的條件下，才得以保證疫苗的品質及有效性。

2. 蛋白質次單元疫苗

蛋白質次單元疫苗被廣泛認定為相較安全的疫苗種類，B 肝疫苗、人類乳突病毒疫苗（子宮頸癌疫苗）便是其中最著名的例子。而新冠病毒之蛋白質次單元疫苗是透過基因重組的技術製造出病毒棘蛋白當作抗

原製成疫苗打到體內，不帶有病毒複製所需要的遺傳物質，而且蛋白質也不會嵌入人體的 DNA。由於蛋白質疫苗成分較為單純，對免疫系統的刺激不強，因此必須輔以佐劑來提高免疫反應[4]。蛋白質疫苗的優勢在於較為穩定，且已有數十年之臨床研究支持其安全性，並在保存及運送方面相對容易，然而其劣勢在於重組蛋白質疫苗的研發較為困難，由於抗體主要是透過「結構辨認」來辨認抗原，因此在製程中所得到的棘蛋白必須與病毒本身的棘蛋白結構符合，才能保證具備同樣之抗原性。再加上生產流程較為緩慢，且每批次皆須保證重組蛋白之結構符合，因此在臨床研究、生產及市面流通上較為遲緩是不可避免的。現行的諾瓦瓦克斯（Novavax）疫苗以及國產的高端（Medigen）疫苗即是利用這種方式製備而成。

3. 病毒載體疫苗

　　病毒載體疫苗是利用另一種對人體無害，且不會在體內進行複製的病毒作為載體，將可以製造出棘蛋白的 DNA 序列裝載到病毒載體中，再施打到人體內。這個病毒載體會進入到細胞中，釋出棘蛋白的 DNA 序列並製造出棘蛋白，接著便可以刺激免疫系統產生抗體[5]。AstraZeneca（AZ）疫苗及嬌生（J&J）疫苗皆是藉由腺病毒當作載體所製成的病毒載體疫苗。由於此為病毒類型疫苗，且腺病毒具備高度引誘免疫系統激活之能力，因此最終受此「疫苗病毒」之細胞終將被免疫系統清除，無須太過擔憂是否會如同單純使用 DNA 分子具備鑲嵌入宿主染色體 DNA 之風險。事實上，腺病毒也是我們生活中常見之病毒，且大多臨床症狀輕微，選用此病毒作載體相當合適。

接種疫苗後，有些人會好奇疫苗所產生的中和抗體效價有多高，以及如何檢測？中和抗體傳統的檢測方式是在體外培養的細胞內加入病毒後，再加入不同稀釋倍率的中和抗體，看在哪個稀釋濃度下細胞仍然會被病毒感染，就表示在此稀釋濃度下，已經不具備中和病毒的能力，此濃度即為中和抗體的效價。由於新冠病毒的活病毒要在 BSL-3 等級的實驗室由專業人員操作，一般醫院並沒有在檢測中和抗體的效價。長庚大學新興病毒研究中心已經研發出不需要活病毒即可以推估出中和抗體效價的試劑套組，目前僅供學術研究使用 [6,7]。

透過接種疫苗，可預先使身體主動產生對抗新冠病毒的抗體。疫苗的作用，好比在社會上發布通緝令，告知民眾犯罪嫌疑人或罪犯的模樣，讓民眾可以提早進行防備。當接種疫苗後，體內產生的抗體可以中和病毒在體內的作用，阻斷病毒感染進入細胞內，降低感染機率，並限制病毒的傳播，更可以預防染病後重症以及死亡的比例。2021 年英國 Our world in Data 針對美國疾病管制中心的資料整理後顯示，接種疫苗能夠預防 COVID-19 致死的機率達到五倍以上（圖 2）[8]。

COVID-19 的疫苗分成許多種類型，在臺灣最普遍的有四種：阿斯特捷利康（AstraZeneca, AZ）、莫德納（Moderna）、輝瑞（Pfizer-BioNTech, BNT）及高端（Medigen）。四種疫苗對於新冠病毒株的保護力皆不同，完整接種兩劑疫苗的保護力如圖 3 所示 [9,10]。AZ 疫苗的對於 COVID-19 以及 alpha 病毒株的保護力約 70%，BNT 及 Moderna 的保護力約 95%。接種完整兩劑後，對於預防重症都有達 100%。

目前推測只要完整接種兩劑疫苗，對任一種新冠病毒株都具有預防重症的能力，即使面對當前最流行的 Delta 及南非變種病毒 Omicron 病

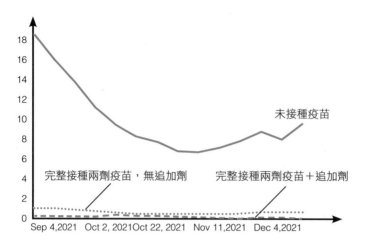

未接種疫苗

完整接種兩劑疫苗，無追加劑　　完整接種兩劑疫苗＋追加劑

Sep 4,2021　Oct 2, 2021　Oct 22, 2021　Nov 11,2021　Dec 4,2021

✿ 圖2 接種疫苗後可有效預防致死率的曲線圖。

資料來源：Our world in Data

	輝瑞（Pfizer-BioNTech, BNT）	莫德納（Moderna）	阿斯特捷利康（AstraZeneca Oxford, AZ）	嬌生（Johnson &Johnson, J&J）
疫苗接種次數	2	2	2	1
疫苗種類	mRNA	mRNA	Adenovirus vector	Adenovirus vector
保護力	95%	94%	70%	66%
預防重症及死亡率	100%	100%	100%	100%

✿ 圖3 研究證實，接種兩劑疫苗的保護力約有七成。

資料來源：Government of Canada/Clinical trial data

打造防疫共同體
解析 COVID-19 醫藥、人權、大數據與前瞻政策

毒株也是如此。然而接種疫苗後，體內對抗病毒的抗體會隨時間漸漸下降。從圖 4[11、12] 可以看到接種三個月後，阿斯特捷利康（AZ）的保護力下降到約 60%。此結果也說明隨時間的拉長，需要再額外補打加強劑，一方面提升身體內的抗體濃度，而針對不同病毒株，也能提供一定程度的保護力。新冠病毒株隨著時間進展持續突變，目前的 Omicron 突變株的傳播力大幅增加，因此指揮中心持續宣導已接種兩劑 COVID-19 疫苗的民眾需再額外補打加強劑，以阻斷傳播鏈及引發重症的可能性。

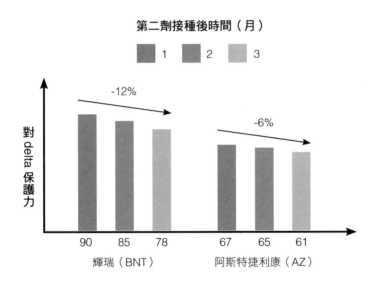

圖 4 接種疫苗一段期間後，保護力會下降。
資料來源：University of Oxford/ OnsS via The independent

（二）防護觀念

人體免疫系統的良好運作有賴於正常的生活作息及新陳代謝，為了更有效地預防 COVID-19，民眾除了可以提升自身免疫力及接種疫苗，最重要的還是要有良好的防護觀念。

由於病毒是透過飛沫，甚至是「氣溶膠」的形式傳播，在環境中可存活數小時到數天，也會藉由接觸環境傳播。因此，出入公共場所一定要佩戴口罩，並保持社交距離 1.5 公尺以上、勤洗手、監測體溫、保持環境清潔、以口頭問安代替握手、減少親密的社交舉動。

此外，儘可能減少接觸野生動物，如：蝙蝠、豬、牛、火雞、貓、狗、雪貂……等。依據不同職業以及所處的環境，亦需要提升防護裝備等級，如：高風險的第一線醫護人員、機組人員、機場清潔人員、防疫旅館工作人員……須特別拉高防疫規格。更重要的是，每個人都要作好自主健康管理，當有疑似感染症狀時，自行快篩，若快篩呈陽性，立即連絡鄰近的醫療院所，避免搭乘大眾交通運輸，並儘速接受 PCR 檢驗。如果有出國需求，出入境也務必依照規定提交 PCR 檢驗報告，並進行居家檢疫。

（三）場域管控

確實遵照政府所頒布的場所監測及管理措施，可以降低流行病的傳播。每日新增的感染案例分為境外移入以及本土案例，疫情傳播的防範可從邊境防疫與社區防疫兩方面來看。第一線是要先做好邊境防疫，其強度與限制取決於國外疫情的流行程度；第二線則是國內的社區防疫，

國內的社區防護以及限縮則取決於本土案例的新增。指揮中心會適時地調整不同的警戒程度，用以達到國內場域管控的目的。因此，最主要還是確實遵守指揮中心的政策措施，才能保護自己，也保護他人。

二、康復後，會再感染嗎？

原則上只要感染 7-10 天後，或是感染後症狀緩解且 PCR 檢測的 Ct 值大於 30，就表示身體已經進入康復期。不過，感染新冠病毒康復後，依然可能再次受到感染。根據 Noah Kojima 發表在 2022 年 *LANCET* 的文章整理[13]，約有 80~90% 的患者康復後，可以因著體內抗體，在六至十個月內免受病毒感染，但無法完全排除再次受感染的可能性。專家建議患者在康復後六個月，必須再接種疫苗，除可額外加強體內抗體濃度，也能降低再次感染的可能性[14]。

註 釋

1　衛生福利部疾病管制署：嚴重特殊傳染性肺炎——疾病介紹。

2　Dai, L., Gao, G.F.(2021). Viral targets for vaccines against COVID-19. Nat Rev Immunol.

3　CDC(2022). Understanding mRNA COVID-19 Vaccines. Retrieved from https://www.cdc.gov/coronavirus/2019-ncov/vaccines/different-vaccines/mrna.html.

4　Arunachalam, P.S., Walls, A.C., Golden, N. et al.(2021). Adjuvanting a subunit COVID-19 vaccine to induce protective immunity. Nature.

5　Mendonça, S.A., Lorincz, R., Boucher, P. et al.(2021). Adenoviral vector vaccine platforms in the SARS-CoV-2 pandemic. npj Vaccines.

6　Tani, H., Kimura, M., Tan, L. et al. (2021). Evaluation of SARS-CoV-2 neutralizing antibodies using a vesicular stomatitis virus possessing SARS-CoV-2 spike protein. Virol J.

7 長庚大學病毒研究中心。取自：https://rcevi.cgu.edu.tw/p/16-1030-78317.php? Lang=zh-tw.

8 取自：https://ourworldindata.org/covid-deaths-by-vaccination(公開授權)。

9 Government of Canada/Clinical trial data

10 Marit J. van Gils, et al. Four SARS-CoV-2 vaccines induce quantitatively different antibody responses against SARS-CoV-2 variants. medRxiv. doi : https://doi.org/10.1101/2021.09.27.21264163

11 Nick Andrews, et al. Vaccine effectiveness and duration of protection of Comirnaty, Vaxzevria and Spikevax against mild and severe COVID-19 in the UK. medRxiv. doi : https://doi.org/10.1101/2021.09. 15.21263583

12 Retriered from https://www.independent.co.uk/news/science/covid-vaccine-delta-pfizer-astrazeneca-b1904782.html?r=19108.

13 Kojima N, Klausner JD.(2022). Protective immunity after recovery from SARS-CoV-2 infection. The Lancet Infect Dis., 22(1), 12-14. doi: 10.1016/S1473-3099(21)00676-9.

14 Fabricius D, et al.(2021). mRNA Vaccines Enhance Neutralizing Immunity against SARS-CoV-2 Variants in Convalescent and ChAdOx1-Primed Subjects. Vaccines, 9(8), 918. doi: 10.3390/vaccines9080918.

第二卷
人權、法治與防疫

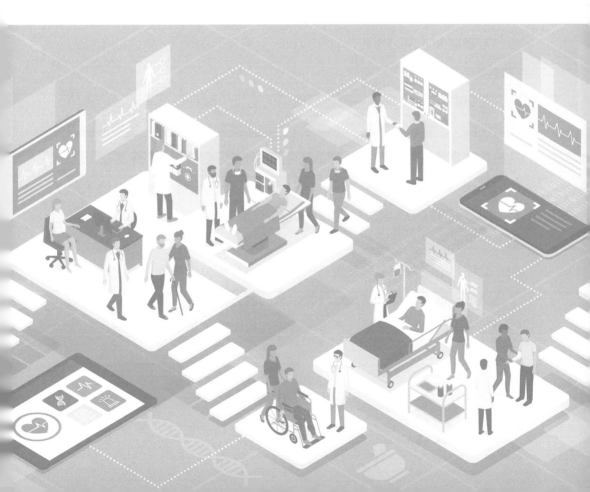

第四章
防疫與民主法治的憲法對話
──臺灣經驗 [1]

張文貞、林春元、陳靖捷

　　2019 年 12 月到 2021 年初，臺灣像是身處漫威（Marvel）電影裡的平行時空宇宙；在全球遭受 COVID-19 疫情肆虐的同時，我們享受了近乎正常的生活。直到 2021 年 5 月，變種病毒株讓臺灣單日的確診人數一度飆破 500 例，單月增加了 9,000 位新確診個案 [2]，穩定的生活一夕變樣。

　　在 2022 年 3 月前，臺灣相對成功的防疫，讓社會各界大致能維持正常生活：大眾運輸系統正常運行、外出用餐與聚會頻繁、選舉如期進行、法院實體開庭，政府機關的各項服務也能正常提供。臺灣在 2020 年的 GDP 成長了 3.36％，即使 2021 年 5 月變種病毒株導致疫情大爆發，2021 年的 GDP 成長仍達到 6.09％的水準 [3]。儘管在疫情的持續威脅下，生活型態不可避免地必須面對許多因為防疫措施而做的改變，例如：學校的遠距教學、居家辦公的實施，以及部分工作的停工，也實施了強制戴口罩、社交距離，以及除宗教活動外的其他戶外集會限制。儘管因為邊境封鎖與疫苗施打不足，曾經使得國際降低對臺灣防疫成效的

評價；不過，整體而言，臺灣在當時不僅持續維持低確診率與死亡人數，使一般民眾仍能享受正常的自由生活，因應防疫所採行的各項措施及相應的政策討論，也仍能維持重視透明與溝通的民主過程，同時盡量兼顧法治與人權於不墜。

　　臺灣防疫成功的關鍵，一方面歸功於過往經驗所蓄積的制度量能，另方面也仰賴臺灣經歷民主轉型，而持續戮力深化的民主憲政與人權法治。檢視臺灣面對 COVID-19 疫情的緊急措施與制度基礎，有四個關鍵特色，包括：過去 SARS 所帶來的法制整備、人人皆可負擔的醫療照護體系、數位科技的謹慎應用，以及公民社會的積極參與。同時，不同憲法權力部門與公民社會的持續對話與制衡，所呈現出的活絡憲法對話，更是使臺灣防疫能減少濫權、與時俱進，維繫民主憲政與人權法治於不墜的最重要因素[3]。

一、防疫機制的關鍵特色

　　2019 年 12 月 31 日，世界一如往常平靜，衛生福利部疾病管制署（以下簡稱「疾管署」）副署長羅一鈞自網路上得知在中國武漢市發生至少七例非典型肺炎（atypical pneumonia），同時向中國疾控中心確認疫情訊息，並以電郵方式通報「世界衛生組織」（World Health Organization, WHO）基於「國際衛生條例」（International health regulations）設置的聯繫窗口，請其提供進一步資訊。2020 年 1 月 15 日，疾管署根據我國《傳染病防治法》的規定，正式宣布 COVID-19 為第五類法定傳染病[4]，迅速展開一連串的邊境管制措施，並成立指揮中

心負責整合資源調度及相關防疫措施的採行。

（一）SARS 經驗下的法制整備

在臺灣，《傳染病防治法》與其他諸多涉及科技治理的法律，都不乏以概括授權方式賦予主管機關及相關領域的專家更多的決策與裁量空間。不過，過於廣泛的授權也帶來一些問題。2003 年 SARS 的管制措施即突顯了此一問題。2010 年，職司我國憲法解釋的司法院大法官在審查《傳染病防治法》相關條文時，雖然肯定當時《傳染病防治法》以概括授權給予行政部門採行各項緊急防疫措施的合憲性[5]，但在該號解釋理由書中，還是提醒立法部門必須透過修法來建立疾病管制措施的正當程序框架。在司法院釋字第 690 號解釋中，司法院大法官指示相關機關應對強制隔離的合理最長期限作出明確規範；對決定施行強制隔離處置相關之組織及程序，也要有所明定；同時建立受隔離者或其親屬不服時得及時請求法院救濟，以及對受強制隔離者予以合理補償機制。

SARS 之後，在前述司法院釋字第 690 號解釋及 SARS 期間因為傳染病防治法制不足，而引發過度限制人身自由之爭議的相關基礎上，立法院通過《傳染病防治法》及相關法律的修正，建立了臺灣緊急防疫的制度基礎，也是這次因應 COVID-19 的關鍵機制之一。

當疫情大流行，並且需要統籌國內各項資源並整合人力時，《傳染病防治法》授權成立嚴重特殊傳染性肺炎中央流行疫情指揮中心，允許其採取適當措施以快速應對緊急公共衛生事件，包含：對民間產品、土地或建築物、醫療器材及藥品等因應防疫相關措施的物資徵用，並明定

中央機關須訂定徵用程序及補償方式[6]，第 20 條規定政府應充分儲備各項防治傳染病之藥品、器材及防護裝備。為避免疫情大流行時，可能會有以防疫為名而發生的人權侵害及歧視，第 10 條亦有明文予以禁止，並訂有罰則。

政府為因應 COVID-19 疫情，隨即在 2020 年 2 月公布《嚴重特殊傳染性肺炎防治及紓困振興特別條例》（以下簡稱《紓困特別條例》），初編列 600 億元以為因應，後來全球疫情加劇，陸續修正特別條例，分別追加特別預算至 2,100 億元，以及 2,099 億 4,700 萬元。

除了紓困及振興等內容，《紓困特別條例》中有兩條規定引發民眾對政府權力擴張、法治不周及可能侵害人權的擔憂與批評。首先是《紓困特別條例》第 7 條，授權指揮中心為防疫需求得實施必要措施，但未明確定義何為必要措施，及在哪些條件下可以實施所謂的必要措施，而對於因必要措施採行，相關權利受到侵害的人，隻字未提相應的救濟或賠（補）償。相較於《傳染病防治法》授予行政機關廣泛管制權力的相關條文，《紓困特別條例》第 7 條的授權更為概括、甚至空泛，僅以「必要時」來限制指揮中心的權力實施，引發外界高度的違憲疑慮，甚至以此指謫政府回到威權時期。為避免爭議，指揮中心除了發布醫療相關人員與高中以下師生出國禁令外[7]，很少仰賴第 7 條的授權，盡量回歸《傳染病防治法》及《紓困特別條例》其他較為明確的條文規定。

另外一個引起爭議的是《紓困特別條例》第 8 條，授權指揮中心可以公布有違反隔離或檢疫要求、或有違反之虞者的個人資料，作為《傳染病防治法》第 10 條及第 11 條規定保護傳染病或疑似傳染病病人隱私、避免其個人資訊外洩的例外，同樣引發外界高度質疑。在人權團體

的呼籲及各方壓力之下，《紓困特別條例》在第 8 條加了第 3 項，要求前述之個人資料，應於疫情結束後，依對隱私及個人資訊保護相對較為周全的《個人資料保護法》等相關法規處理。

（二）全民健保制度的防疫量能

臺灣的全民健康保險制度在此次疫情扮演至關重要的角色。我國健保自 1995 年開辦以來，以擁有超過 99% 的納保覆蓋率，提供高品質又可負擔的醫療照護服務聞名全球[8]。可負擔的醫療照護降低潛在的傳染病帶原者尋求治療的障礙，以及預防大規模的社區傳播；健保資料庫利用數位科技所建立的機構間協調合作機制，也奠立了良好的基礎。

2020 年始，健保署指示所有醫院必須管制進出，並對出入者強制測量體溫、要求佩戴口罩。依《傳染病防治法》第 31 條及 32 條規定，醫療人員必須詢問病人的旅遊史（travel history）、職業（occupation）、接觸史（contact history）及群聚情形（cluster），即 TOCC 資訊；同時要求病人有完整揭露的義務。在這次的防疫過程中，指揮中心將健保資料庫與移民署出入境資料庫整合並提供第一線醫療人員，以立即知悉病患相關旅遊史；倘若病患在過去 14 天內有旅行史，將立即通知醫師。這些措施不只保護第一線的醫療人員，也大幅降低醫療機構院內感染的風險，並促進後續的接觸者追蹤、隔離檢疫和疫苗接種等相關防疫措施的落實。

2021 年 5 月疫情大爆發，嚴重挑戰我國醫療體系的量能整備。雖然指揮中心持續推動篩檢及疫苗接種，但短時間遽增的醫療需求，仍使

醫療量能嚴重吃緊。醫護工作超載、人員不足，也導致篩檢及疫苗接種進度延遲、病床不足，使 COVID-19 病患延誤治療的風險上升。幾乎每次在疫情大流行期間，就會加劇突顯出醫療人員工作條件不佳、薪資過低、人員流失及量能整備不足的問題[9]，將來必須一併納入全民健保制度的改革檢討。

（三）數位科技的謹慎應用

臺灣先進的數位科技也被運用於這次防疫措施的強化，並獲得相當的成效。不過，因為防疫科技措施的使用，有侵害隱私權的風險，或保障不周的疑慮，政府在使用相關數位科技以執行監管措施，並降低防疫措施的遵循成本時，需要相當謹慎[10]。

數位科技的應用有助於政府在短時間內落實邊境管制，並作有效的資源分配。2020 年 2 月，行政院為確保醫療物資的供給穩定，時任經濟部部長沈榮津與行政院副院長陳其邁根據《傳染病防治法》第 54 條規定的授權，整合民間工具機廠商，透過政府與民間的合作，攜手打造「口罩國家隊」，並利用健保醫療資訊雲端系統，建置口罩販售實名制[11]。此外，民間自行開發的口罩地圖應用程式（App）提供行政院政務委員唐鳳靈感，進一步與許多志願參與的民間工程師團隊合作，完成新版的「藥局口罩地圖」及「防疫口罩查詢」等應用平台，透過應用平台的廣泛使用，也大幅提升口罩等醫療物資分配的公平性及效率。後來也進一步應用到旅遊史及接觸史等 TOCC 資訊的追蹤，以及時提供確診或有疑似症狀病患的正確資訊。

2020 年 3 月，行政院因應 COVID-19 疫情指示資通安全處研發智慧監控系統——電子圍籬系統（Digital Fence System 或 Electronic Fence System）。該系統使用行動裝置（手機）訊號的追蹤，以確保居家檢疫與隔離者待在指定地點。為了降低對隱私的疑慮，此系統在個人違反隔離檢疫規定前，不會揭露個人資訊；即使居家檢疫與隔離者違反規定離開指定地點，也僅有手機號碼及地址會回報給第一線執法人員，系統同時發送「告警簡訊」通知當事人、民政單位、衛政單位及轄區警察，以確實掌握相關人員行蹤。此外，在《傳染病防治法》第 10 條規定的要求下，細胞廣播系統並不會揭露個人資訊給無權使用之人員或單位 [12]。

2021 年 5 月，臺灣疫情面臨首波大爆發，防疫升至三級警戒，指揮中心要求民眾在進入任何商店或公共設施時，都要落實實名制。為了降低遵守成本，並減少紙本登記可能帶來的傳染風險，政府開發「簡訊實聯制系統」簡化相關程序。在不會公開姓名及電話號碼的前提下，民眾掃描地點提供的 QR code，並透過簡訊傳送該地的號碼到系統，這些資料會由電信服務提供者蒐集，並予以儲存，28 天後刪除。後來，曾有具體個案指出警方將資料用於刑事調查，引起各界譁然，指揮中心迅速指示「簡訊實聯制系統」的所有資料，僅能使用於疫調追蹤。

（四）公民社會的團結與活躍

臺灣從過去的公共衛生危機中，學習到一種相互依存的共識與社會團結，作為面對流行疫病的重要機制 [13]。這種社會基礎成功地讓民眾動員起來，主動地遵守法律規範，透過自發的行動，共同參與各項防疫工

作。臺灣在 COVID-19 的防疫上，民間社會及公眾展現互相保護的道德信念，並凝聚出「疫情當前，沒有人是局外人」的社會共識。相較於歐美國家政府強制戴口罩的規定遇到了不少反彈，臺灣的民眾卻能自發地將之視為公民義務，主動遵循勤洗手、戴口罩以及其他防疫政策的要求。地方鄰里網絡及公民團體積極參與，主動提供各項協助，傳遞資訊給予社區居民，並主動支持在隔離中的人們，在物資缺乏時提供及時支援，協助醫療人員度過艱困時期 [14]。

公民合作與社會團結建立在對於政府決策過程及公權力信任的基礎上，兩者互為正向循環。指揮中心透過每日記者會公布資訊並回應疑慮的作法，一方面強化決策的透明度，減少假訊息或謠言的傳播，另方面也可以強化公民信任與社會團結。

此外，指揮中心不斷強調平等及包容的重要性，以避免疫情中的社會分化。例如：衛福部部長陳時中曾呼籲民眾不要用獵巫方式對待受傳染者，「因為我們的共同敵人是病毒，不是人。」不過，因疫情而生的社會不平等，並非沒有在臺灣發生。2021 年 5 月疫情大爆發，萬華茶室的案例就引起社會對性工作者社群、移工、街友及老年人的批評及汙名化，加上疫苗特權的醜聞遭受大眾抨擊，種種因疫情導致的社會分化，提醒政府需要以更透明公開的資訊、更平等及包容的態度，強化政府與民間社會的團結防疫。

二、憲法對話與動態法治

在憲政民主的法治要求下，行政權的擴張與集中，不免令人憂懼。許多國家都曾出現以防疫之名強化政府權力、侵害人民權利的問題。在臺灣，立法對行政部門各項管制權力仍採概括授權，法院對政府的緊急防疫措施的採行，也持尊重的態度，這都使得在防疫過程中，行政、立法及司法相互間的制衡功能相對有限。不過，透過不同層級的權力部門間，以及政府與公民社會間持續動態的法律政策對話，還是有效確保法律制定及政策決策者的可問責性，並導向更完善的監管方式。

（一）立法授權與監督

《傳染病防治法》及《紓困特別條例》皆透過立法的概括授權，賦予政府能及時彈性地實施有效的應對措施。不過，卻弱化了立法者以法律保留、授權明確、法律明確等事前監督行政權的重要憲法原則。也因此，政府試圖透過事後立法監督的方式取得平衡。《紓困振興條例》第18條規定，行政院應就疫情及相關預算執行等事項，在該條例施行滿三個月後，向立法院提出書面報告；施行滿六個月後，則必須向立法院提出疫情及相關預算執行的口頭報告，同時也應設置專門網站，讓社會大眾可以更容易取得相關法規命令及防疫措施的最新資訊。

行政院院長蘇貞昌於 2020 年 4 月及 9 月分別向立法院報告「嚴重特殊傳染性肺炎防治及紓困振興特別條例部分條文修正案」且答覆質詢；2021 年 6 月報告，包含疫苗施打進度的說明。2021 年 3 月 24 日，國民黨黨團在立法院衛環委員提案成立疫苗採購調閱小組，經朝野協商

決定照案通過[15]。雖然在目前執政黨於立法院是多數黨的現實下，立法院對政府的各項執政所能發揮的監督功能有限，但朝野政黨仍應本於民主憲法的權力分立與制衡，為確保防疫措施有效、又能兼顧人民權利，而積極介入相關憲法對話，積極行使各項制衡權限。

（二）司法尊重政治部門的緊急防疫措施

政府所採行的各項防疫措施，例如：檢疫、疫調追蹤、隔離以及出入境管制等，皆不可避免地會產生對人權侵害的疑慮，這也使得法院必須加入相關權力制衡的憲法對話。

特別受到關注的措施，當屬對接觸者、疑似受感染者及入境者的14天隔離或檢疫的規定。疾管署要求居家隔離檢疫者必須定期回報健康狀況予地方衛生機關，不遵守這些規定將會受到行政罰鍰的課處。儘管政府提供受檢疫隔離者的防疫補償，但種種相關措施無疑仍嚴重限制《憲法》第8條所保障的人身自由。在司法院釋字708號解釋中，司法院大法官將人身自由的保障，也適用非本國人[16]。這使得在臺灣，不論本國人或非本國人，都可以針對隔離檢疫等限制人身自由的處分，對政府提起相關的訴訟。此外，如前所述，數位科技監管防疫措施的使用，引發民眾對隱私權及個人資訊保護的侵害疑慮，相關的爭議也會有後續的法院訴訟。

隔離檢疫措施或相關處罰，已有不少司法訴訟，截至2022年5月為止還沒有任何個案勝訴。2020年8月，出現第一個對法院駁回人身保護令狀（habeas corpus）的挑戰，由一位自香港入境人士提出：其主

張政府要求的入境隔離措施並不合法。不過,因為當事人並未按照《憲法》第 8 條及 2014 年實施的《提審法》所規定的程序提出,地方法院駁回聲請,後續的臺灣高等法院也維持駁回的裁定 [17]。另一個案例是 2020 年 12 月,由一位在醫院隔離的 COVID-19 確診者提出:主張政府規定要有連續的陰性 RT-PCR 證明才可以離開醫院,且延長隔離期間長達 30 天,不必要且過於嚴格。法院基於程序的問題,並未受理該訴訟 [18]。此外,還有其他針對違反隔離措施所作處罰而提起的訴訟,亦尚未有勝訴的個案。

外國人在臺灣暫時收容後的強制遣返也對司法產生挑戰。依司法院第 708 號解釋,非本國國民若需遣送回國而面臨暫時的收容,應給予尋求司法救濟的權利。2020 年 5 月,一位將被遣送回越南的移工,因為當時越南禁止入境的政策,導致必須延長該名移工的收容期,該名移工便主張因為收容所人滿為患,質疑這樣的環境會增加受感染的風險,要求移民署在收容期滿釋放他,但法院駁回他的請求 [19]。

另一個值得注意的是,關於散布疫情相關的假訊息可能會面臨的刑事處罰。《傳染病防治法》第 63 條規定散播傳染病流行疫情謠言罪,並於《紓困特別條例》第 14 條訂有散播不實訊息罪的特別規定,符合構成要件者可處三年以下有期徒刑、拘役或併科新臺幣三百萬元以下罰金。在疫情期間,網路上有相當多錯誤資訊的流傳,造成防疫措施落實的困擾,因此從相關司法裁判的結果來看,法院確實展現對於檢察機關這些刑事起訴的高度尊重,而有相當高的定罪率。

針對 2021 年上半年疫苗短缺的情況,在野黨的政治人物及民間團體於 2021 年 5 月提起訴訟,主張指揮中心違反了其必須提供足夠疫苗

給公眾接種的法律義務，有嚴重失職。不過，法院認為，現行法律並未賦予人民請求政府購買疫苗的公法上權利，因而判決駁回 [20]。

從上述的觀察可知，在這段防疫過程中，法院基本上相當尊重政府對於各項緊急防疫措施的採行，並未予以嚴格審查。在全國積極共同防疫以確保生命及健康的社會氛圍下，不難理解司法高度尊重行政專業決策的謙讓傾向。不過，隨著防疫緊急性的和緩，醫學及科學社群對於疫情有更清楚的理解與掌握之後，法院應該有更多的空間可以在防疫需求與人權法治之間取得平衡，並且透過憲法對話的引導，使各權力部門擔起社會及政策溝通的責任，向社會公眾清楚解釋相關防疫措施或決定的脈絡及根本原因。

（三）中央與地方政府的對話與制衡

從國際經驗來看，疫情通常會使得中央及地方政府之間產生緊張關係。一方面，中央集權可以作出更一致的政策，進行更有效的物資動員；另一方面，身處危機前線的地方政府需要更多裁量空間，作出符合實際需要的決策。疫情初期，依據《傳染病防治法》第 37 條第 3 項規定，指揮中心享有防疫整合協調的最高權力，因此當地方政府實施與中央不同的政策時，最後都會向中央的意見妥協。以彰化衛生局在第一波疫情期間作未公開的「萬人新冠肺炎血清抗體檢測」為例，即與指揮中心不進行普篩的政策不一致。儘管在部分流行病學家的支持下，篩檢措施成為政府補助的研究計畫，但後續卻遭質疑未經正規審查管道，引發有違倫理及未遵守《人體研究法》的擔憂 [21]，隨後這項計畫即被終止。

不過，2021 年 5 月疫情的大爆發，對指揮中心的防疫量能帶來嚴峻的挑戰。在防疫體系決策量能的壓力下，指揮中心遂授權給地方政府公布疫調結果及確診者足跡。這些授權，使得地方政府有了可以挑戰中央的權力，也創造了地方與中央的政治競爭，拉大地方與中央政府的制衡空間。

　　地方政府針對指揮中心的決策提出各種不同的質疑，有些提出需要更多決定權力或資源，有些則是要求更精確的規則及程序。這些反應驅動指揮中心整合協調地方政府，並相應調整防疫措施。當防疫升至三級警戒時，指揮中心在 2021 年 5 月 21 日首次召開中央地方全國防疫會議，以協調各種防疫措施標準制定及篩檢等醫療物資的分配。

　　另一個案例發生在金門。金門在同時期針對入島者強制規定須附三天內的 COVID-19 核酸檢驗陰性報告或接受快篩，指揮中心以金門縣政府違反《傳染病防治法》第 37 條第 3 項將該命令撤銷 [22]，然而在離島醫療資源有限的考量下，指揮中心隨後同意前往離島的旅客必須先在臺灣本島篩檢。

　　地方與中央的制衡，亦可避免地方政府可能的濫權。當苗栗縣電子廠於 2021 年 6 月發生群聚問題時，苗栗縣政府逕自禁止移工離開宿舍，引起各界譁然，指揮中心遂督促苗栗縣政府必須遵守三級警戒的規定，並主動協助苗栗縣政府執行篩檢等防疫措施，以取代這項爭議性的禁止作為 [23]。此外，各地方政府之間的競爭，也塑造了一個相互制衡的機制，例如：新北市的熱點區域篩檢措施，促使指揮中心及其他地方政府擴大篩檢量能。為提高疫苗接種率，各地方政府也從競爭關係互相學習中，作出更有效的政策。

面對發展快速的疫情，不同層級的政府組織展現出各有優劣的特色。「集中權力」可以整合政策及有效調動資源，但較難面對突然的疫情大爆發；「授權地方」可以回應地域性的差異及調動地方資源，但零散的政策實施可能導致不平等的對待。面對疫情挑戰，無論是中央或地方政府，都不能單獨提供最好的政策保證，臺灣不同層級的政府組織之對話制衡，形成另一種強化問責性及爭取提升整合性的方法。

（四）行政透明與民主的溝通與對話

臺灣活絡的公民社會是強化透明負責決策程序的關鍵。由專業醫療人員組成的指揮中心，充分認知到維持公眾信任及民主課責在防疫落實上的重要性，透過每日的直播記者會更新疫情資訊，並提供平台阻絕假訊息及適時澄清錯誤資訊[24]。此外，指揮中心盡可能即時回答記者的提問和疑慮，讓民眾可以隨時監督審查決策過程，與疫情相關的資訊也即時公布在官網上，提供國人快速閱覽驗證。在抗疫過程中，透明及正確的資訊有助於降低大眾對疫情的恐慌及不安全感。

相關的非政府組織及人權團體也在公眾對話溝通的過程中，扮演關鍵的角色。疫情之下，人權團體對法律保留、法律明確授權等立法與行政間的授權與監督界限，毫不妥協；對政府因防疫所蒐集的個人資料及相關資料的安全性，也高度堅持必須依循《憲法》及相關法律予以保護。種種堅持與不退讓，也受到立法與行政部門的高度重視，陸續透過政策承諾或具體修法加以落實。另外，一個關於返國國民的案例，當指揮中心擬要求所有入境者均需在落地前提供 RT-PCR 的陰性證明時，人權團體引用司法院釋字第 558 號對於國人入出國境權利的保障，成功促

成指揮中心一夜之間改變此決策，從國人返國須自備核酸檢測陰性報告，改成國人返臺若無陰性證明，只要簽具切結書，即可入境[25]。

公民社會積極主動參與防疫的政策監督與對話，可以有效制衡政府或私人機構可能發生的濫權。例如：在第一個非法移工確診個案出現時，勞動部原本準備將其驅逐出境，但擔心受到人權團體及公眾的抨擊，態度為之軟化，指揮中心在隨後的記者會亦表示移工對於臺灣醫療系統的貢獻，以及過於強硬的執法及政策對非法移工及整體防疫的負面影響。此外，2021 年 5 月疫情大爆發時，也造成一波境外假訊息對公眾信任的挑戰，政府除了持續調查假訊息，民間相關的事實查核中心也積極主動調查及回應各式錯假訊息，政府與民間的共同合作，有效維持疫情流行期間相關防疫資訊的正確性與透明度。

三、公民行動主義

COVID-19 衝擊全球，政府或民間都需要有更多創意，才能提出兼顧防疫與法治人權的相關措施。臺灣透過透明與即時反應的政治過程，有效避免疫情大流行下的政府濫權，其中的關鍵就是公民行動（citizen activism）主義。指揮中心雖然有概括的立法授權及司法尊重，但並沒有因此忽略在疫情期間維護公眾信任及應該承擔民主課責的重要性。臺灣的經驗為全球大流行疫情治理提供一種新的民主法治模式，我們稱為在防疫下的「憲政對話」（dialogic constitutionalism）。雖然概括的立法授權以及司法尊重行政決策，並非足夠的憲政制衡，也可能造成人權侵害或法治不彰，但臺灣的人權團體透過公民行動成為關鍵的平衡力

量，而政府也積極回應，並主動與民間合作，這樣的防疫憲政對話，提供疫情民主（pan-democracy）有效治理與制衡的另類選擇。

註釋

1　本文是在張文貞教授及林春元副教授在已出版的二篇英文專章的基礎上，進一步改寫而成。二篇英文專章為：
Wen-Chen Chang & Chun-Yuan Lin(2020). COVID-19 in Taiwan：Democracy, Technology, and Civil Society, in COVID-19 IN ASIA. Victor V. Ramaj ed. Oxford University Press.
Wen-Chen Chang & Chun-Yuan Lin(2021). Taiwan's Effective Pandemic Control with Dialogic Constitutionalism, in ROUTLEDGE HANDBOOK ON LAW AND THE COVID-19 PANDEMIC. Joelle Grogan & Alice Donald eds. Routledge Publishing.

2　衛生福利部疾病管制署。取自：https://www.cdc.gov.tw/。

3　經濟成長率預測（2021 年 11 月 26 日）。行政院主計總處。取自：https://www.stat.gov.tw/ct.asp?xItem=47932&ctNode=497&mp=4。

4　Ye, Junrong.(2016). The constitution of Taiwan：a contextual analysis. Hart Publishing.

5　《傳染病防治法》第 3 條：依致死率、發生率及傳播速度等危害風險程度高低分類之疾病。

6　司法院釋字第 690 號解釋，司法院大法官解釋檢索系統。取自：https://cons.judicial.gov.tw/docdata.aspx?fid=100&id=310871。

7　規定於《傳染病防治法》第 17 條、第 52 條至第 57 條。

8　防疫期間醫院醫事人員及社工出國與相關補償規定（2020 年 2 月 27 日）。衛生福利部。取自：https://www.mohw.gov.tw/cp-16-51720-1.html。（最後瀏覽日期：2022 年 1 月 22 日）

9　Sophie Ireland (27 April 2021).Countries with The Best Health Care Systems 2021. CEOWORLD Magazine. Retrieved from https://ceoworld.biz/2019/08/05/revealed-countries-with-the-best-health-care-s stems-2019/.（最後瀏覽日期：2022 年 1 月 22 日）

10　現場還原：血汗護理師的一天 (2019 年 6 月 14 日)。天下雜誌。取自：https://www.cw.com.tw/article/5066418。（最後瀏覽日期：2022 年 1 月 22 日）

11 Budd, J., Miller, B., Manning, and others.(2020). Digital technologies in the public-health response to COVID-19. Nature Medicine, 26(8), 1183-1192.
   Gerke, S., Shachar, C., Chai, P. and others.(2020). Regulatory, safety, and privacy concerns of home monitoring technologies during COVID-19. Nature Medicine, 26(8), 1176-1182.

12 中央健康保險署於 2013 年導入「雲端藥歷」（PharmaCloud），更於 2016 年擴增功能，升級成「健保醫療資訊雲端查詢系統」（NHI-MediCloud System）。
   衛生福利部 (2020 年 2 月 5 日)。口罩實名制 2/6 上路 國人及外籍人士購買相關規定。取自：https://www.mohw.gov.tw/cp-16-51370-1.html。（最後瀏覽日期：2022 年 1 月 22 日）

13 Chi-Mai Chen and others (2020). Containing COVID-19 Among 627,386 Persons in Contact With the Diamond Princess Cruise Ship Passengers Who Disembarked in Taiwan : Big Data Analytics. Journal of Medical Internet Research, 22(5).doi: 10.2196/19540/jmir.org/2020/5/e19540/

14 Lo, Ming-Cheng M., and Hsin-Yi Hsieh. (2020). The "Societalization" of pandemic unpreparedness: lessons from Taiwan's COVID response. American journal of cultural sociology, 8(3), 384-404.

15 Chang-Ching Tu (7 April 2020). Lessons from Taiwan's experience with COVID-19. Atlantic Council. Retrieved from https://www.atlanticcouncil.org/blogs/new-atlanticist/lessons-from-taiwans-experience-with-covid-19/. （最後瀏覽日期：2022 年 1 月 22 日）

16 立院成立疫苗採購調閱小組　陳時中：尊重 (2021 年 3 月 24 日)。中央社。取自：https://www.cna.com.tw/news/ahel/202103240183.aspx。（最後瀏覽日期：2022 年 1 月 22 日）

17 司法院釋字第 708 號解釋，司法院大法官解釋檢索系統。取自：https://cons.judicial.gov.tw/docdata.aspx?fid=100&id=310889.

18 高等法院 109 年度抗字第 1425 號刑事裁定。

19 臺北地方法院 110 年度行提字第 1 號行政訴訟裁定。

20 新竹地方法院 109 年度收異字第 3 號行政訴訟裁定。

21 臺北高等行政法院 110 年度訴字第 623 號。

22 彰化抗體研究倫理審查羅生門 啟動跨部會調查 (2020 年 9 月 2 日)。中央社。取自：https://www.cna.com.tw/news/firstnews/ 202009020102.aspx?topic=2215。（最後瀏覽日期：2022 年 1 月 22 日）

23 衛生福利部 (2021 年 5 月 24 日)。經多次溝通未果，衛福部依法撤銷金門縣政府110 年 5 月 23 日公告。取自：https://www.mohw.gov.tw/cp-5016-60906-1.html。（最後瀏覽日期：2022 年 1 月 22 日）

24 衛生福利部疾病管制署 (2021 年 6 月 6 日)。針對苗栗縣電子廠群聚感染案件，指揮中心說明前進指揮所協助防疫作為。取自：https://www.cdc.gov.tw/Bulletin/Detail/c4MhZ18JVk_AQCy1Mcxlag?typeid=9。（最後瀏覽日期：2022 年 1 月 22 日）

25 The Coronavirus Outbreak: How Democratic Taiwan Outperformed Authoritarian China, Victor Pu, The Diplomat. Retrieved from https://thediplomat.com/2020/02/the-coronavirus-outbreak-how-democratic-taiwan-outperformed-authoritarian-china.
How Civic Technology Can Help Stop a Pandemic, Jaron Lanier and EG Weyl, Foreign Affairs. Retrieved from https://www.foreignaffairs.com/articles/asia/2020-03-20/how-civic-technology-can-help-stop-pandemic（最後瀏覽日期：2022 年 1 月 22 日）

26 政策轉彎 無陰性證明 簽切結仍可返台 (2020 年 12 月 1 日)。中國時報。取自：https://www.chinatimes.com/newspapers/20201201000409-260114?chdtv。（最後瀏覽日期：2022 年 1 月 22 日）

第五章
校園民主防疫

陳渙文、陳赫暄、尹心磊、陳昱維

隨著疫情的變化，校園的防疫措施也格外受到重視，不僅牽涉到許多教職員生間的密切接觸、課務調整、宿舍管理、大樓門禁管理等安排；大專院校本於大學自治的法治考量，該如何進行校園中的防疫措施，更考驗各校決策單位的判斷。

另外，大學民主審議也是校園防疫重要的一環，學生與校方充分的對話，不但能夠反映多元的聲音、傾聽學生的需要與觀點，公開、透明地溝通也能夠讓防疫的細節充分被瞭解、被信任，強化學生遵守校園防疫政策，落實校園民主。

一、校園民主防疫

（一）規範基礎

欲實現校園防疫事務之民主程序，應先釐清教育部、直轄市、縣市政府對於學校衛生事務之規範。依《傳染病防治法》第 6 條規定，教育部應配合或協助衛福部辦理學生及教職員工之宣導教育及傳染病監控防

打造防疫共同體
解析 COVID-19 醫藥、人權、大數據與前瞻政策

治等事項。而同法第 5 條亦規定直轄市、縣市政府應執行轄區內之傳染病防治工作。此外，《學校衛生法》對於傳染病防治提供更清晰的規定，該法第 13 條：

1. 學校發現學生或教職員工罹患傳染病或有造成校內傳染之虞時，應會同衛生、環境保護機關做好防疫及監控措施；必要時，得禁止到校。

2. 為遏止學校傳染病蔓延，各級主管機關得命其停課。並應協助學校備置適當之防疫物資。

也因此，學校應配合教育部、直轄市與縣市政府之傳染病防治工作，但是學校仍有自發採行防疫措施的空間，例如：《學校衛生法》第 8 條第 1 項即規定學校得採取定期或臨時健康檢查或特定疾病檢查。我國學校根據不同教育階段，享有不同程度的自治權限，依據自治權限大小可分為大學與高中以下學校，學校應善用法律所保障的自治權限，將民主精神融入防疫決策中。

首先，大學受到大學自治之保障，擁有最大的自治權限。《憲法》第 11 條：「人民有言論、講學、著作及出版之自由。」而「講學自由」，即為大學自治在《憲法》上的依據。根據大法官釋字第 380 號解釋：由於學術自由與教育發展有密切關聯，未免於國家權力對於大學在研究、教學與學習等功能的干預，應透過大學組織及其他建制加以保障。同時，國家對於大學有監督之權力，根據《憲法》第 162 條規定：「全國公私立之教育文化機關，依法律受國家之監督。」

大學自治與國家監督之間界線如何劃定？大法官解釋指出：教育主管機關的監督應有法律之授權，且法律本身亦須符合《憲法》第 23 條

規定之法律保留原則[1]，且大學享有對於內部組織之自治權[2]。上述大學自治之權限落實在《大學法》第 1 條第 2 項：「大學應受學術自由之保障，並在法律規定範圍內，享有自治權。」為了維護校園內的學習環境，大專院校本於大學自治，自可透過校園民主程序，自發採行相關防疫措施。

至於高中以下學校雖然沒有大學自治之憲法保障，但是各級教育主管機關仍應力求將民主程序落實在學校防疫工作內。我國雖然被排除在國際人權法體系之外，但仍自願性遵守相關規範[3]，《兒童權利公約施行法》於民國 103 年施行，該法第 2 條規定：「公約所揭示保障及促進兒童及少年權利之規定，具有國內法律之效力。」據此，《兒童權利公約》已國內法化，各級政府施政上有義務遵守兒童權利公約之規定。由於高中以下學校幾乎以未滿 18 歲之兒童為主要組成，受《兒童權利公約》所保障，因此根據《兒童權利公約》第 12 條，應確保兒童有權就影響其本身之所有事物自由表示其意見，並就其意見與以權衡，且在影響到兒童的行政程序中，給予表達意見之機會。學校衛生事務對於兒童健康影響甚鉅，對於影響兒童衛生之決策，應保障兒童之意見表達[4]，各級教育主管機關應積極促成高中以下學校落實公約之規範，就校園內防疫生活守則等影響兒童校園生活之防疫安排，規劃兒童參與之民主程序，且不得僅是聆聽，必須要將其意見作為決策的重要參考[5]。

（二）國內大專院校作法

大學校園為開放空間，教職員、學生、廠商及其他校外人士均可出入，來往人流複雜，且學生沒有固定的上課教室、座位，難以掌握行

蹤，開學期間返鄉、返校等學生在各縣市大規模移動，更可能成為傳播病毒的途徑，故我國各院校均積極落實校園防疫政策，期望堅守防線，平衡學生的受教權及健康權。目前國內大學之防疫政策均由各校依據教育部頒布的指南自主訂定，並依據疫情變化進行滾動式調整，主要分成校園出入管制、課程進行方式、宿舍管制及篩檢等幾個面向，至於疫苗相關政策所涉因素過多，若強行規範恐怕對學生身體自主權限制過度，故各校多半僅發文鼓勵同學接種，而未有強制規定。

有關校園出入管制，在 2021 年 7 月 27 日起全國由三級警戒降為二級之前，大部分校園都採取較為嚴格的出入管制，禁止校外人士進入校園；而降級後的出入管制雖逐漸鬆綁，大部分皆開放校外人士進出，但仍會執行實聯制、量測體溫，並要求全程佩戴口罩，且大多建築物仍只對師生開放。

其次，自三級警戒後，所有學校均宣布施行遠距教學，即使 9 月開學時已降至二級警戒，大多數的學校在開學前兩週，仍採遠距教學以避免大規模感染。而後，為維護教學品質，各校均回復實體教學，並以限制教室人數、要求佩戴口罩、禁止飲食、嚴格落實點名及教室定期通風消毒等方式，兼顧防疫與學生受教權。

大學的學生來自全國各地，住宿人數十分可觀，且無法要求學生於房間內佩戴口罩，一不留神就會成為防疫破口，因此各校對宿舍的管制尤為謹慎，例如：部分學校規定住宿生入住前簽署自我健康聲明書[6]，調查最近是否從國外入境或有類似染疫症狀；或要求住宿生憑健康憑證辦理入住，提供疫苗接種或 PCR 檢測證明等[7]。除入住相關規範外，住宿期間亦要求學生進入宿舍必須量測體溫、於公共空間應佩戴口罩、加

強清潔人員消毒工作，並暫停所有訪客登記，嚴格限制進出宿舍的人員，避免疫情在宿舍內傳播。

最後，由於篩檢涉及個人隱私與身體自主權，相較於其他管制手段對學生侵害較大，至 2022 年 2 月底，各校對於未住宿的學生並未強制要求篩檢，僅部分學校要求返鄉學生或入住宿舍前應提供篩檢陰性證明，因而引起部分學生反彈，認為教育部訂定之宿舍防疫指引，對於篩檢進行之時機及方式沒有明確規範，學校此要求有侵害學生身體自主權及隱私權之虞。為提高學生自主篩檢意願，部分學校透過於校內設立篩檢站[8]，或是提供快篩試劑給住宿生及新生等方式[9]，期望最小化學生自主篩檢的時間與金錢成本。

高中以下學校的防疫措施則由教育部統一規定，因應疫情發展滾動性更新，以發函給各校通知其應配合事項。與大學相同，皆秉持進入校園應量測體溫、實名制、全程佩戴口罩、禁止訪客入校等原則，嚴格進行校園內清潔消毒及落實班級固定座位及課堂點名，若有少數需換教室的課程亦有相應處理辦法。有關快篩及疫苗之規範，教育部僅要求教師及校園內工作人員應完整接種疫苗或提供快篩證明，針對學生則有少數高中要求學生回校前應進行快篩[10]，或舉辦集中疫苗接種[11]。少數設有宿舍之學校，亦嚴格實施出入人員管制、落實量測體溫、要求全程佩戴口罩，讓學生得以享有安全的居住環境。

二、國外經驗借鏡

校園防疫工作任務繁重，尤其在如此充滿衝突，且意見嘈雜的言論

打造防疫共同體
解析 COVID-19 醫藥、人權、大數據與前瞻政策

氛圍中，大學更肩負開啟對話交流、保護言論與學術自由的社會責任。因此，陽明交大科法所的師生舉辦「校園審議民主論壇COVID-19防疫法治整備與人權保障圓桌論壇」：此論壇的誕生源自於本研究團隊對於大學自治與民主精神的熱誠，結合對於法律及政策的專業，致力於打造校園內更為公開透明的對話平台。與西方民主國家的情形相比，臺灣大部分大學生仍不算大學自治底下主動參與的團體，即便學生族群占了校園中的絕大多數。然而，在學校政策的制定與實行之下，學生要面臨各種權益問題，往往首當其衝；加上過往校方與學生間，存在特別權力關係的影子仍揮之不去，使得學生更容易忽略自身話語權的存在。

2021年下半年開學之際，當陽明交通大學的學生們面臨了入住學校宿舍是否該接受強制快篩的爭議時，團隊便意識到打造各方交流、討論的公開平台是多麼重要的一件事；因此以「宿舍住民是否應強制施打疫苗？」開啟話題，期待儘早為校園政策打造更良好的民意基礎，邀請直接受政策影響的族群加入對話，確保各方皆能充分表達意見，共同維護公開透明的民主程序。

為了建構校園審議民主論壇的運作模式，本團隊亦借鏡國外幾場知名論壇活動，包含：國際間深具影響力的辯論論壇 Intelligence Squared，以及加拿大維多利亞大學於2017年起創辦的 Victoria Forum。這次活動的重點在建立校方與學生溝通交流的公開平台，並納入相關領域專業人士的建議與公正立場，以打造雙贏共榮的求學環境，且亦同時為臺灣社會尋找更好的合作溝通模式。

參照 Intelligence Squared 的辯論論壇模型，因應本次論壇的時程，上半場將原先正反方辯論的流程簡化為校方、學生方以及學術、實務界

代表的立場論述，再透過主持人的引導，讓各方對彼此的論點及質疑進行回應。下半場，納入了論壇聽眾參與的橋段，開放在場聽眾對任何一位代表提問，藉此促進不同意見交流、讓問題討論過程更為公開。最後，於論壇前請聽眾填寫意見調查表，並於參與橋段結束後，針對同樣問題再次收集意見，期待藉由簡單的數據統計與分析觀察論壇前後參與群眾的立場變化，協助團隊瞭解論壇舉辦的成效、對未來場次進行改善與修正，使校園審議民主論壇成功達到教育目的與交流效果。

三、校園民主審議論壇

2021 年 9 月 27 日，本團隊以「校園審議民主論壇」的形式，邀請副校長楊慕華、前學生會會長朱軒立、公共衛生研究所教授雷文玫，以及衛生福利部桃園醫院醫師蔡紫君針對「宿舍住民是否應接受 COVID-19 預防接種」進行討論。

副校長楊慕華表示，無論是從科學防疫或者學校防護的角度出發，校方皆不支持強制性的疫苗接種。即便強制接種對改善疫情整體而言有所助益，但這樣的作法非但不尊重學生個人意願，就防疫手段而言，打疫苗僅是降低重症機率，而非如戴口罩、篩檢等等作為真正有效阻止疫情擴散的措施。防疫政策的制定，須結合當下時空背景與社區疫情嚴重程度作綜合的考量，並且保持彈性，隨時作滾動式的調整。

接著，前學生會會長朱軒立針對學生面臨學校政策施行時可能遇見的問題提供建議。他認為，學校與學生之間的溝通順暢十分重要，畢竟學生若無法充分理解政策的緣由，且對其無所適從，不僅加深校方與學

生之間的衝突，許多防疫措施也無法有效達成其原始目的。朱軒立強調，未來若要針對學生疫苗接種訂定政策，校方須提供學生選擇不同廠牌之疫苗的自由、尊重學生無法接種疫苗背後的個人因素、制定學生以外之成員的疫苗接種措施，以及建立良好的意見回饋平台。

　　雷文玫教授則從公衛學界與倫理之觀點以及各國政策的比較探討未來學生是否應強制接種疫苗。從美國年輕族群接種疫苗後，感染率下降的現象來看，其實疫苗乃防疫的重要手段。就討論題目而言，無論強制與否，正反方的意見都十分值得採納，最終的關鍵仍要參考政策訂定時的時空背景與疫情狀況。此外，若要強制接種，也須將範圍聚焦至容易群聚感染的環境，並且尊重校園自治與民主程序，再特別允許例外或者提供學生不同的替代選項。

　　最後，蔡紫君醫師由醫學及醫療體系的角度，討論疫苗接種政策之制定背後聚焦的重點，及其最終的目的和意義為何。他認為，畢竟病原體為全體社會應共同對抗的敵人，若要回歸疫情爆發前的正常生活，群體保護力仍是無法避免的最終目標。而公共防衛政策的重要目的便是維持足夠的醫療量能，確保在生活回歸正常前社會依然能正常運作、病人皆能獲得有效治療。蔡醫師也分別討論了不同鬆緊程度的醫療管制替代措施，並提醒防疫仍是「每一個人」應盡的義務。

　　理想的校園審議民主論壇應該聚焦在學生的主動參與以及各與會團體間的平等發言權，並發揮教育的作用，鼓勵學生進行批判性思考、勇於表達想法。就過往臺灣各大學辦學的經驗而言，學校與學生之間的溝通常常遇上瓶頸，各大學於管理或執行政策時往往隱含不健全的思維，比如：許多強制性的措施都會以「作戰」看待。然而，當學生對於校園

政策感到無所適從或不瞭解其背後的制定緣由，便會產生衝突，政策亦發揮不了效用。因此，校園內如果能有更好的民主氛圍，便能化解更多校方與學生之間的衝突；而一場理想的校園審議民主論壇，可以讓各界透過參與活動認識校園內與社會中的不同觀點，進而包容尊重彼此之間的異同，共同找出最合適的解決之道、為校園民主更盡一份心力。

　　大專院校本於大學自治，自可透過校園民主程序，在合理範圍內自發採行相關防疫措施；但大學自治尚需實踐校園民主的精神，廣納學生及各教職員的意見，充分溝通、傾聽異見，方能使防疫細節充分被瞭解、被信任，強化學生遵守校園中的防疫政策。因此，若大學發生緊急狀況，不應只是限於防疫需要，而應積極與學生溝通，透過學生會及各學生代表蒐集民意，與決策機關討論、兼顧專業與學生需求；討論過程也應該被詳實紀錄，公開資料供大眾檢視，並隨時保持與學生溝通的管道與機會。若事起倉促，亦可透過線上方式進行，方便學生參與。

打造防疫共同體
解析 COVID-19 醫藥、人權、大數據與前瞻政策

註 釋

1 司法院大法官解釋第 380 號。
2 司法院大法官解釋第 563 號。
3 張文貞（2021 年 5 月）。COVID-19 與國際人權。月旦法學雜誌，312。
4 Committee on the Rights of the Child, General Comment No.12 (2009) on the right of the child to be heard, para. 32.
5 *Id.* at 28.
6 110 學年度住宿生應於入住前起至服務台簽署自我健康聲明書。國立政治大學住宿輔導組。取自：https://osa.nccu.edu.tw/tw/%E4%BD%8F%E5%AE%BF%E8%BC%94%E5%B0%8E%E7%B5%84/%E6%9C%80%E6%96%B0%E6%B6%88%E6%81%AF/8521-110%E5%AD%B8%E5%B9%B4%E5%BA%A6%E5%AD%B8%E7%94%9F%E5%AE%BF%E8%88%8D%E5%85%A5%E4%BD%8F%E6%B3%A8%E6%84%8F%E4%BA%8B%E9%A0%85。（最後瀏覽日期：2022 年 1 月 16 日）
7 陽明交大設篩檢站 有健康憑證才能住宿舍。公視新聞網。取自：https://news.pts.org.tw/article/543036。（最後瀏覽日期：2022 年 1 月 16 日）
8 【防疫共好】快篩防疫志工任務圓滿　需快篩者可用 APP 預約領取。國立成功大學。取自：https://web.ncku.edu.tw/p/406-1000-227823,r3095.php?Lang=zh-tw。（最後瀏覽日期：2022 年 1 月 16 日）
9 供 1 萬劑快篩給住宿新生 臺大：打疫苗才是根本。聯合新聞網。取自：https://udn.com/news/story/121981/5710450。（最後瀏覽日期：2022 年 1 月 16 日）
10 普台高級中學 110 年學年度第一學期開學防疫措施說明。普台高中。取自：https://www.ptsh.ntct.edu.tw/ptsh/upload/User/files/covid19-110_08_20new(1).pdf
11 COVID-19 疫苗校園集中接種注意事項宣導。南湖高中。取自：http://www.nhush.tp.edu.tw/news/covid-19-%E7%96%AB%E8%8B%97%E6%A0%A1%E5%9C%92%E9%9B%86%E4%B8%AD%E6%8E%A5%E7%A8%AE%E6%B3%A8%E6%84%8F%E4%BA%8B%E9%A0%85%E5%AE%A3%E5%B0%8E/。（最後瀏覽日期：2022 年 1 月 16 日）

第六章

防疫與國際人權
——以弱勢群體權利保障為核心

陳昱維、張文貞

　　傳染病對於人民生命與健康的威脅，影響的是人民的生命權與健康權，但政府實施的防疫手段，也直接或間接影響到諸多基本人權，例如：隔離與檢疫對於人身自由、遷徙自由等直接造成侵害，又或是遠距辦公或教學影響到工作權、教育權。因此，防疫雖然對於基本權產生不同程度的限制，但也是保障生命權與健康權必要的手段，防疫與人權之間的關聯性密不可分，如何在兩者之間取得平衡，考驗政府在規劃防疫政策的智慧。

　　本文從國際人權規範的核心人權出發，探討相關人權在疫情衝擊下所受的影響，而國際人權相關機制又如何予以回應。在此一基礎上，本文聚焦弱勢群體，檢視臺灣相關防疫措施對不同群體造成的人權衝擊，並從國際人權相關規範提出建議。

一、國際人權規範

　　臺灣囿於國際政治情勢，雖然無法參與聯合國及諸多國際組織及規範體系，但仍自願、積極地落實國際公約的原則與權利[1]。目前國際有六大核心國際人權公約，包括：合稱為《兩公約》的《公民與政治權利國際公約》（International Covenant on Civil and Political Rights，簡稱「公政公約」）與《經濟社會文化權利國際公約》（International Covenant on Economic, Social and Cultural Rights，簡稱「經社文公約」）、《消除對婦女一切形式歧視公約》（Convention on the Elimination of All Forms of Discrimination against Women，簡稱「婦女公約」）、《兒童權利公約》（Convention on the Rights of the Child）、《身心障礙者權利公約》（Convention on the Rights of Persons with Disabilities）、《消除一切形式種族歧視國際公約》（Convention on the Elimination of All Forms of Racial Discrimination）。除了《消除一切形式種族歧視國際公約》是我國退出聯合國之前以正式會員國身分簽署、批准所加入的公約，因此是該公約的締約國，其他皆透過施行法方式將其國內法化，具有國內法律之效力。其他尚未國內法化的公約，包括：《禁止酷刑及其他殘忍、不人道或有辱人格之待遇或處罰公約》（Convention against Torture and Other Cruel, Inhuman or Degrading Treatment or Punishment，簡稱「反酷刑公約」）與《保護所有移工及其家庭成員權利國際公約》（Convention on the Protection of the Rights of All Migrant Workers and Members of Their Families，簡稱「移工公約」），但是近年政府已開始展開這兩大公約的國內法化行動，宜一併

考量兩大公約的規範，實踐人權公約的權利保障[2]。以下將爬梳國際人權公約面對公共衛生緊急狀態的對策。

（一）兩公約

2009 年，我國立法院以條約方式通過《兩公約》，同年底《兩公約》施行法正式施行，該法第 2 條規定：「兩公約所揭示保障人權之規定，具有國內法律之效力。」《兩公約》雖然僅具有法律地位，但部分內容在國際法上已經具有絕對法地位，為普世公認的法律規範，因此在國內等同於《憲法》位階，我國所有法律皆不得與之牴觸[3]。

國際人權法實踐的前提是國家之存續，當遇到危急國本的緊急情況時，國際人權法如何調整？《經社文公約》所保障的各項權利，國家即使遭遇緊急情況仍有義務遵守[4]。相反地，《公政公約》第 4 條第 1 項即允許國家在絕對必要的限度內減免履行《公政公約》之義務，但是並非所有權利都可以減免，同條第 2 項即列舉在緊急情況仍不得減免的權利：第 6 條「生命權」、第 7 條「禁止酷刑」、第 8 條第 1、2 項「禁止奴役」、第 11 條「無力履行契約義務之監禁」、第 15 條「罪刑法定」、第 16 條「法律人格權」、第 18 條「思想與宗教自由」。且引用《公政公約》減免義務時，必須要滿足兩個要件：「危機足以危害國家之存續」、「國家有正式發布緊急命令」[5]。此外，緊急措施應該遵守合法性、必要性、比例原則、不歧視原則，並且不得恣意限制權利，國家應對於權利之限制負起說明義務[6]。

《公政公約》雖然容許國家在絕對必要限度內減免義務之履行，但

是第 4 條第 3 項仍規定國家通報其減免履行之條款與理由，由聯合國秘書長轉知其他締約國，確保聯合國人權事務委員會（United Nations Human Rights Committee）以及其他締約國得以監督國家義務之減免是否為公約所允許[7]。在 COVID-19 期間，許多締約國因應防疫政策之調整，確實遵守通報義務。

（二）婦女權利

婦女權利早已在《聯合國憲章》、《世界人權宣言》與《消除對婦女歧視宣言》內有所保障，但直到《婦女公約》出現，才具體、全面、有效地將婦女權利透過國際條約保護[8]。我國在 2007 年加入《婦女公約》，並於 2011 年通過其施行法後，2012 年正式施行，該法第 2 條規定：「公約所揭示保障性別人權及促進性別平等之規定，具有國內法律之效力。」賦予《婦女公約》在國內的法律地位。

為實踐《婦女公約》的公約義務，締約國在 COVID-19 期間有義務避免防疫措施直接或間接對婦女產生歧視，或是不當限制婦女健康、庇護、教育、工作、經濟等權利，尤其應特別關注弱勢女性的處境[9]。聯合國消除婦女歧視委員會（Committee on the Elimination of Discrimination against Women）呼籲締約國應採取行動應對疫情期間婦女因性別偏見導致的健康資源分配不均、健全性健康與生殖健康之服務、保護婦女與女童免於性別暴力、確保平等參與決策、保障受教權、提供經濟與社會支持、規劃弱勢婦女扶助政策、打造和平且安全的環境、強化制度韌性與資訊傳遞與蒐集[10]。

（三）兒童權利

考慮到兒童身分特殊，且有獨立以公約保護之必要，聯合國於1989年開放各國加入《兒童權利公約》，並於1990年生效，是國際人權公約當中最多國家批准的公約。而我國制定的《兒童權利公約施行法》於2014年正式施行，使公約所揭示保障及促進兒童及少年權利之規定，具有國內法律之效力。

疫情爆發後，因為停課或社交距離等防疫措施，讓兒童的身心靈受到嚴重影響，兒童權利委員會（Committee on the Rights of the Child）督促締約國在防疫政策上應尊重兒童權利，呼籲各國考量兒童健康、社會、教育、經濟、娛樂活動之權利，尋求創意的替代方案，確保兒童休息、休閒、娛樂、文化、藝術之活動；避免線上學習加深不平等或是取代師生互動；確保疫情期間獲取充足的營養食物；維持兒童健康照護、水、衛生、出生登記等服務；保持關鍵的兒童保護服務不中斷（例如：必要居家訪視、封城期間提供專業心理健康服務）；保護特殊境遇弱勢兒童；釋放所有受到監禁之兒童，或在無法釋放的情況下保障其與家人規律之聯繫；避免因兒童違反防疫措施，而予以逮捕或監禁；傳遞正確防疫資訊，並以友善兒童的語言與形式進行；提供兒童表達意見的管道，並作為決策之考量[11]。

（四）身心障礙者權利

為維護身心障礙者權益，保障其平等參與社會、政治、經濟、文化等之機會，促進其自立及發展，聯合國於2006年實施《身心障礙者權

利公約》，其施行法於 2014 年在我國正式施行，公約所揭示保障身心障礙者人權之規定，具有國內法律之效力。

身心障礙者即使在一般情況下，健康照護、教育、工作與社區參與的機會都處於劣勢，且更有可能陷於貧窮、遭遇暴力、忽視或虐待，並生活在容易致災的社區，而疫情更直接或間接加深身心障礙者遇到的這些困難，因此聯合國特別強調應將身心障礙者需求制度性納入決策的範疇；確保身心障礙者資訊、設施、服務、或是專案計劃之取得；確保身心障礙者以及其代表之組織能夠有意義且積極參與防疫政策之規劃；透過問責機制確保決策考量到身心障礙者的權益[12]。具體而言，政府應禁止因身障身分予以歧視；保障身障者能夠優先進行檢測；加強疫情對身障者人權衝擊的研究；排除身障者獲取醫療資源的阻礙；保證藥品供應與取得不中斷；對醫護人員加強反歧視與偏見的教育等[13]。

（五）反酷刑

《反酷刑公約》是聯合國重要的國際人權公約，旨在防止殘忍、不人道或有辱人格的待遇或處罰，該公約在 1987 年正式生效。我國至今尚未國內法化，行政院於 2018 年擬定「禁止酷刑及其他殘忍不人道或有辱人格之待遇或處罰公約及其任擇議定書施行法」草案，可惜未能於第九屆立法委員卸任前完成審議，因屆期不連續而未竟全功，已於 2020 年底重新提案，目前仍在立法院等待審議。

考量人身自由被剝奪者較不容易採取預防措施，特別是在監獄或拘留所內，環境過度擁擠或是衛生不佳，情況更加嚴峻。聯合國防範酷刑小組委員會（Subcommittee on Prevention of Torture，簡稱「小組委員

會」）強調國家有義務照護受其監禁者的健康，也有義務照料機構內服務之職員，而受刑人享有與一般社區同等條件的醫療條件，且不得因為法律上身分的不同，而給予不同等的免費健康照護服務；至於令入官方處所檢疫者，應視為自由之身分，除非依據法律規定與科學證據而有檢疫之需求，但仍應注意不得以受監禁者之身分對待之[14]。

（六）移工權利

《移工公約》是保障移工及其家人權利的公約，以因應勞動剝削與人權侵害，而臺灣雖然長期仰賴外籍移工，但對於移工的國際人權保障，目前尚無完整的規範，目前僅在 2020 年的國家人權行動計畫討論中被提出，尚未有進一步將該公約國內法化的行動。

移工及其家屬在疫情期間受到的影響層面很大，特別是對身分不確定或是無身分移工的處境更為弱勢，在醫療資源、教育、公共服務、工作等的權益皆有所不足，因此移工委員會（Committee on Migrant Workers）呼籲各國應嚴格限制緊急對策的實施，並公開宣布與通知移工委員會；將移民納入國內防疫政策的範疇；保障公共服務之運作；確保移工勞動權利，特別是在必要產業之移工；促進於醫療相關機構服務之移工加入防疫工作；協助移民子女接受線上教學；將移民納入經濟復甦政策的一環；建立並確保移工住宿條件完善，並適合其住宿；保障應受國際保護之人（in need of international protection）的權利；避免採取移民控制或壓迫之政策，並落實個人資料保護；審查移民拘留之必要性，以減少拘留人數為目標，立即釋放有兒童的家庭或無人陪伴照料的

兒童；協助身分不確定或無身分之移民取得身分；保證其返回本國的權利；暫時停止遣返或強制出境的措施；積極防止對移民的歧視行為；促進人權監督與人權落實狀況資料蒐集[15]。

二、聚焦弱勢群體：改革建議

以下從國際人權公約的角度檢視我國此次防疫政策對九個弱勢族群的人權影響。

（一）特種行業

疫情期間，特種行業的隱密性使防疫更加困難且複雜，活躍於特種行業的顧客或從業者不僅擔心違法而遭到處罰，也極力避免個人身分暴露，不實報告或隱匿足跡，讓情形更加難解。例如：臺北萬華區群聚感染發生後，媒體與大眾高度關注疫情的發展，不僅使當地特種行業的實際情形攤在陽光下，加深社會對於相關產業的汙名化，也使得相關人士更不願意配合疫調。

此外，許多特種工作者在經濟社會屬於弱勢群體，特別是以弱勢女性群體為主，多重、結構性的壓迫更加明顯，嚴格的執法除不利於疫調，也可能使得從業者更加弱勢。政府在防疫政策上應該正視特種行業的存在，並適當為其調整防疫政策，同時加強個人資料保護，避免歧視或是汙名化，將相關從業人員皆予以納入。

（二）兒童

我國在疫情期間採取一連串邊境管制措施，例如：兩岸班機停飛、禁止自中國入境、持 COVID-19 核酸檢測陰性證明等，對於民眾返鄉造成阻礙。當中更為弱勢的當屬兒童，尤其曾對中國籍配偶及子女的入境限制長達六個月，不僅在政治上備受質疑，國家人權委員會也注意到此政策對人權的重大影響 [16]。

《公政公約》第 12 條第 4 項規定國家不得恣意禁止人民返回其本國，本條雖非《公政公約》第 4 條第 2 項不得減免的權利，但其減免仍應符合《公政公約》的規定。本條規定的「本國」（country），並非指國籍國。國籍當然是重要的判斷依據，但仍需考量個人與另一國之特殊聯繫或具備特殊原因，因此也包含長久居住的外國籍人士，若因為長久居住，而與該國建立緊密連結，締約國也應該將此類人士返回居住國的權利納入考量 [17]，考量的因素包括：是否長久居住、是否有緊密的個人與家庭關係、是否有維持此關係之意願、是否有其他同等連結等 [18]。

對於長久居住我國的中國籍子女而言，與居住在我國之家人有緊密的關係，若僅以國籍為入境與否的判斷，很可能與《公政公約》保障的返鄉權有所違背。此外，《公政公約》第 17 條與第 23 條、《兒童權利公約》第 10 條第 1 項分別保障的家庭生活、家庭權、與父母團聚之權利都應納入邊境管制的考量，特別是兒童成長過程中，家庭可能扮演重要的支持角色，顯然不應僅因為國籍選擇不同，而忽視人權公約中保障的各項權利。

兒童就學問題在防疫中也是重要議題。為避免校園生活擴大群聚感

染，各級政府視需求宣布遠距上課。然而，突如其來的線上教學，讓許多較為弱勢的家庭除在硬體、軟體設備上不足外，親友也不一定有能力協助，加以學校不僅是學習場域，也具備社會扶助的功能，例如：學校營養午餐的供應。對於高度仰賴學校資源的弱勢兒童而言，學校生活伴隨的相關權利仍應隨防疫調整落實。

（三）街友

街友的安置問題向來是各縣市政府的難題。民眾足跡的追蹤與追溯是政府重要的防疫手段，然而，街友因為居無定所，讓政府在足跡的確認上更加困難，外加沒有居家檢疫或隔離的場所，需要仰賴社會扶助資源的挹注，因此，縣市政府積極安排街友接種疫苗，減少街友在外染疫、傳播的風險。另外，疫情導致許多臨時工消失，許多民眾因為生計陷入困難而成為街友，因此在疫情嚴峻時，應確保街友有充足的生活扶助（如：發放食物或是衛生用品），並明確公告時間地點等，減少街友四處移動增加疫調難度，而長期則是要加強街友安置，也要強化經濟弱勢群體的社會扶助[19]。

（四）年長者

我國年長者人口占比逐年提高，防疫政策必須納入年長者的需求。在現代不少年長者會入住長照機構，但是考量年長者的健康狀況，在疫情嚴峻時指揮中心經常會有限制機構探視的規定，不過與此同時，更需要維持年長者的心理健康，並加強在機構內的軟硬體設施，使年長者得以盡可能與家屬保持聯繫，心理衛生的資源也應增加，確保身心靈健康

狀態。此外，因為防疫期間停止引進外籍看護，導致年長者的居家照護人力短缺，對於需要看護的年長者及其家屬，造成極大的照護壓力。我國應適時考量外籍專業人力引進的配套措施，不應因為防疫而忽略年長者的照護需求。

不過，政府在防疫期間高度仰賴數位化的資訊傳遞，但對於不諳新科技的年長者而言，可能加深數位落差。政府應考量年長者資訊取得的習慣，例如：防疫期間零星出現年長者不熟悉疫苗接種系統而無法施打，或是擔心疫苗副作用而不願意接種等情形。政府應多從年長者的使用體驗思考，確保資訊有效且正確地傳遞給不同族群的民眾。

（五）身心障礙

我國對身心障礙者權利保障長期成效不彰，在防疫期間更凸顯弱勢地位。國家人權委員會在 2021 年發布的《身心障礙者權利公約 (CRPD) 第二次國家報告之獨立評估意見》中指出，我國許多防疫政策的規劃並沒有將身心障礙者的特殊需求納入考量，經常需要身心障礙者逐一反映後，才被動提出補救辦法。面對瞬息萬變的防疫政策，身心障礙者缺乏統一的聯絡窗口可表達自身需求與想法，也會影響到無法妥善規劃友善身心障礙者的防疫政策，例如：強制戴口罩對讀唇語與看表情的聽覺障礙者造成溝通上的困難；公共空間沒有規劃無障礙設施，讓身心障礙者無法排隊購買防疫物資；衛福部遲未改善負壓隔離病房缺乏無障礙設施的問題；疫苗接種手語服務不足，不利溝通；線上教學教材缺乏無障礙格式，家人也難以協助；未考量居家辦公模式，導致居家辦公者沒有相

對應的手語、聽打、視力協助等身心障礙的服務資源等 [20]。

　　對於身心障礙者權利保障的不足，不僅致使身心障礙者本身備感不便，也加重照顧者的負擔。疫情嚴峻的期間，指揮中心習慣突然中斷或禁止機構或社區照護服務，無差別對待的決定，不僅使各種身心障礙者特殊需求無法被照料，許多社會扶助措施也都中斷，照顧的責任只能由家屬獨自承擔。以上問題顯示我國身心障礙者保障，仍遠不及人權公約的標準，例如：身心障礙者在《經社文公約》中的健康權、教育權等，或是《身心障礙者權利公約》的宗旨與精神，都未落實在我國防疫政策中，其根本之道仍是各級政府部門需即刻檢討對於《身心障礙者權利公約》的忽視。

（六）原住民族

　　原住民族在社會經濟上經常處於弱勢地位，因此有許多專屬原住民族的社會政策。我國原住民族部落主要分布於山區，部落的醫療資源與城市有巨大落差，然而因為疫情期間出國旅遊不便，許多民眾轉而專注國內旅遊，引發原住民族擔心疫情傳入部落，產生多起擅自封山、封溪的爭議。不過，指揮中心在防疫政策規劃時，有稍考慮原住民族的需求，例如：在安排疫苗施打順序時，原住民族可接種的年齡比同類別國人少十歲，背後考量正是因為原住民族平均壽命低於全國平均約十歲。然而，偏鄉原住民族的醫療資源，仍是政府應努力解決的問題，以積極實踐《經社文公約》保障的健康權。

（七）必要工作者

即使嚴峻疫情，為維持社會運作，仍有許多必要工作（essential workforce）不得停歇，例如：醫護人員、警消、社會服務人力等，和維持人民生活的必要工作，例如：外送員、郵務士、物流士等。此類必要工作多無法透過遠距辦公代替，而必須維持實體作業，因此政府應保障相關從業者的各項權利。

在必要工作者當中，非典型僱用的從業人員之工作權、健康權等相對受到忽視，例如：在數位經濟發展下，零工經濟改變了勞動型態，對於外送員等非典型僱用的從業人員，於疫情期間的健康權、工作權應受重視，然目前尚無勞動法規足以保護，目前勞動部也未提出解方[21]。政府宜督促平台業者為旗下從業人員提供工作時間的防疫指令，盡速確認非典型僱用的勞動權益保障。

（八）移工

許多年來，我國移工受限於國籍、勞動法規、經濟地位等結構性壓迫，人權保障不足的問題早已備受抨擊，而疫情之下的移工處境更加艱難，至今也尚未將《移工公約》納入我國法。不過，在防疫政策上仍有一定程度考量到移工健康權，例如：移民署曾執行自行到案專案，在規定期間自行到案者，採「不收容、不管制、低罰鍰」的措施，避免失聯移工畏懼就醫成為防疫破口；指揮中心也鼓勵失聯移工主動接種疫苗，並承諾不因身分暴露，而予以逮捕。寬容的執法政策有助於防疫，同時保障移工享有健康照護資源，從防疫或是人權保障的角度皆值得讚許[22]。

然而，從更制度性的角度探討，疫情更暴露移工的結構性弱勢。我國去年（2021）六月苗栗縣電子廠發生移工群聚感染事件後，又使我國防疫陷入緊張，指揮中心當時果斷宣布暫停移工轉換雇主，但是倉促的防疫政策未考量到工作對於移工生存的必要性，加上各國邊境管制，使得移工返鄉成本過高，在臺灣也不一定得到適當的社會扶助，使得我國因為疫情或各項原因，失業的移工頓時經濟困難[23]。此外，我國移工工作的環境多是在勞力密集的產業，住宿更經常是集中管理，皆難以落實個人防疫措施，幾乎隨時暴露在染疫風險中，而爆發群聚感染後，更可能淪為輿論的箭靶，仍待我國主管機關加速推動移工人權之保障，與國際人權標準接軌。

（九）受刑人與收容人

　　我國矯正機關內收容人的處遇向來受到忽視，尤其是長期以來亟待解決的超收問題，畢竟在過度擁擠的環境下更不可能維持個人防疫措施，群聚感染的風險極高。然而，在全國醫療資源有限的情況下，受刑人的健康照護成為難題，從《反酷刑公約》來看，收容人的染疫風險也應列入疫苗接種順序的考量，不應因其身分而享有較低水平的醫療資源。此外，超收問題在短期內難解，面對疫情的急迫性，法務部應依據疫情發展提前規劃減刑釋放的標準，緩解矯正機關內的群聚感染風險。

　　除了矯正機關收容人以外，移民署收容所內收容的外籍人士也因為疫情受到影響。由於許多國家邊境政策嚴格，導致移民署遣返作業遇到困難，收容人有家歸不得、心理負擔加重，進一步使收容所的負荷量劇

增，讓群聚感染的風險增加。移民署除協助安排包機以外，應確保收容機構內的醫療資源足夠，並應視情況改採收容替代處分。

我國自 2009 年《兩公約》施行以來，已經陸續將《婦女公約》、《兒童權利公約》、《身心障礙者權利公約》等國內法化，目前也在推動《反酷刑公約》與《移工公約》國內法化，而我國在防疫政策上雖然有適時考慮弱勢群體的需求，但突如其來的疫情也凸顯我國法律制度上許多尚未落實的公約權利，特別是許多人權保障的不足，早在疫情之前已經存在，只是因為防疫政策的實施而強化弱勢群體的不利處境。對許多結構性弱勢的群體而言，政府未因應不同群體需求予以調整或規劃，亦應納入法律政策檢討中。本文聚焦弱勢群體在防疫下所受的人權衝擊，提出政府政策未盡完備之處，期盼政府重新檢視制度保障之缺陷，建構以人權為基礎的防疫政策與法律機制。

註 釋

1 張文貞。《兩公約》實施兩週年的檢討：以司法實踐為核心。思與言，50(4)，7-43。

2 張文貞。COVID-19 與國際人權。月旦法學雜誌，312，8-22。

3 張文貞 (2009)。國際人權法與內國憲法的匯流—臺灣施行兩大人權公約之後。臺灣法學會 (主編)，臺灣法學新課題 (八) (頁 1-26)。臺北：元照。

4 Emergency Measures and COVID-19: Guidance, OFFICE OF THE UNITED NATIONS HIGH COMMISSIONER FOR HUMAN RIGHTS (April 27, 2020). Retrieved from https://www.ohchr.org/sites/default/files/Documents/Events/EmergencyMeasures_COVID19.pdf

5 Human Rights Committee, General Comment No. 29: Article 4: Derogations during a State of Emergency, U.N. Doc. CCPR/C/21/Rev.1/Add.11, paragraph 2.

6 Supra note 4.

7 Supra note 5, at 17.

8 張文貞 (2015 年 3 月)。CEDAW 國內法化：CEDAW 施行法。性別平等教育季刊，70，37-38。

9 Committee on the Elimination of Discrimination against Women, Guidance Note on CEDAW and COVID-19, OFFICE OF THE UNITED NATIONS HIGH COMMISSIONER FOR HUMAN RIGHTS. Retrieved from https://tbinternet.ohchr.org/_layouts/15/treatybodyexternal/Download.aspx?symbolno=INT/CEDAW/STA/9156&Lang=en.

10 Id.

11 Committee on the Rights of the Child, CRC COVID-19 Statement, OFFICE OF THE UNITED NATIONS HIGH COMMISSIONER FOR HUMAN RIGHTS. Retrieved from https://tbinternet.ohchr.org/_layouts/15/treatybodyexternal/Download.aspx?symbolno=INT/CRC/STA/9095&Lang=en.

12 UNITED NATIONS SUSTAINABLE DEVELOPMENT GROUP (2020), POLICY BRIEF: A DISABILITY-INCLUSIVE RESPONSE TO COVID-19. Retrieved from https://www.un.org/sites/un2.un.org/files/sg_policy_brief_on_persons_with_disabilities_final.pdf.

13 COVID-19 and the Rights of Persons with Disabilities: Guidance, OFFICE OF THE UNITED NATIONS HIGH COMMISSIONER FOR HUMAN RIGHTS (Apr. 29, 2020). Retrieved from https://www.ohchr.org/Documents/Issues/Disability/COVID-19_and_The_Rights_of_Persons_with_Disabilities.pdf.

14 Subcommittee on Prevention of Torture and Other Crucial, Inhuman or Degrading Treatment or Punishment, Advice of the Subcommittee to States parties and

national preventive mechanisms relating to the coronavirus disease (COVID-19) pandemic, U.N. Doc. CAT/OP/10 (7 Apr. 2020).

15 Committee on Migrant Workers, Joint Guidance Note on the Impacts of the COVID-19 Pandemic on the Human Rights of Migrants, OFFICE OF THE UNITED NATIONS HIGH COMMISSIONER FOR HUMAN RIGHTS. Retrieved from https://www.ohchr.org/Documents/Issues/Migration/CMWSPMJointGuidanceNoteCOVID-19Migrants.pdf.

16 國家人權委員會（2020 年 12 月）。《兩公約》第三次國家報告獨立評估意見，99。

17 Human Rights Committee, General Comment 27, Freedom of Movement (article 12), U.N. Doc. CCPR/C/21/Rev. 1/Add. 9, para. 20.

18 Budlakoti v. Canada (CCPR/C/122/D/2264/2013), para. 9.2.

19 失業流離的疫情長浪來襲，如何拉住無家者和弱勢居住族群？（2021 年 7 月 8 日）。報導者。取自：https://www.twreporter.org/a/covid-19-homeless-and-disadvantaged-tenants.

20 國家人權委員會（2021 年 8 月）。國家人權委員會就身心障礙者權利公約 (CRPD) 第二次國家報告之獨立評估意見，3-7。

21 同註 16。

22 同註 2，21-22 頁。

23 林奐成 (2021 年 10 月 27 日)。國境擱淺者系列第二部：寶島上的孤島。聯合報。取自：https://vip.udn.com/newmedia/2021/stuck_on_the_borders/migrant_workers。

打造防疫共同體
解析 COVID-19 醫藥、人權、大數據與前瞻政策

第七章

科技防疫與人權
——以國際人權規範為核心

洪培慈、雷文玫、張文貞

　　2019 年 12 月起，COVID-19 於短短數月間肆虐全球，很快成為各國必須採取緊急應對措施的全球緊急公衛事件（pandemic）。數位科技在各國公共衛生的防疫措施中扮演了不可或缺的重要角色，例如：接觸者追蹤（digital contact tracing）、電子圍籬（electronic fence）、數位人潮流動場域監測（digital monitoring of individual or population mobility flows）、數位疫苗接種或檢測健康證明等等。

　　數位科技的應用，不僅加速跨國即時疫情狀況的分享及連結，透過電子資源之使用，亦能以相對低的成本提供極具價值的資訊，取代傳統上以人力方式進行傳染病之監測及控管，對公共衛生專家或大眾來說，皆係有效率、且大幅度地降低對於健康不利影響之風險。惟同時間，這些數位防疫措施，不免為人權帶來隱憂及限制，諸如：網路安全、數位落差，以及數位科技所造成的歧視、隱私權、資訊自主權等問題。

　　儘管各國所採的科技防疫措施，對人權可能造成不利影響，但如果因此就不採取更有效率的公衛措施，延遲疫調及防疫工作、放任病毒蔓

延，進而造成嚴重死傷，也是違反人權。從國際人權法的角度來看，各國必須迅速有效地採取防疫措施，是履行對生命健康等核心人權的積極保障義務。依《經濟社會文化權利國際公約》（International Covenant on Economic, Social and Cultural Rights, ICESCR）第 12 條規定，國家應充分實現人民的健康權，其中應採取的必要措施便包括預防及撲滅各種傳染病。而此一國家義務，也明文規定於其他國際人權公約當中，例如：《消除一切形式種族歧視國際公約》（Convention on the Elimination of All Forms of Racial Discrimination, CERD）[1] 以及《兒童權利公約》（Convention on the Rights of the Child, CRC）[2]。從而，為對抗 COVID-19，科技防疫措施的應用，不管是接觸者追蹤、場域監測、甚或電子監控，在限制人權的同時，也是為了保障人權。這也是 2021 年國際間因 COVID-19 疫情造成嚴重影響時，聯合國、歐盟及各相關國際人權公約機制，特別針對數位科技在防疫措施的應用，陸續提出一定的準則、指引、工具箱（toolbox），一方面提倡各國積極應用科技有效落實防疫政策，以保障人民的生命健康，但同時也提醒各國必須注意科技防疫措施對人權的影響。

雖然臺灣無法參與聯合國及相關國際人權規範機制，然而在疫情嚴重影響期間，臺灣在科技防疫方面的應用及努力，在國際間倍受肯定和讚賞。基於此，本文整理我國相關科技防疫經驗，介紹國際人權規範機制對於科技防疫，在人權保障及限制上所作的相關重點論述；再從國際人權法的核心內涵，檢討我國科技防疫的措施。

一、我國科技防疫措施及特色

隨著 COVID-19 疫情在全球各國蔓延，歐美國家進行封城管制，校園也開始停課，臺灣留學生與僑胞陸續返臺。我國防疫政策中，以入出國管制的措施最為多元：指揮中心自 2020 年 3 月 19 日起限制非本國籍人士入境，並規定所有入境民眾皆需進行 14 天居家檢疫[3]，為更有效率地協助防疫作業，政府各單位亦自 2020 年 2 月起，結合創新科技建置資訊系統，應用科技協助推展各項防疫政策。

（一）邊境管制及社區疫情監測

為落實檢疫隔離的監管，並提升監管效率，政府使用手機電子圍籬系統結合入境檢疫系統以及村里幹事的社區網絡，作為追蹤檢疫的工具。首先，在機場入境時，所有入境人士皆須填寫檢疫地址與聯絡資料與健康聲明，政府為此建置「入境檢疫系統」，民眾於班機起飛前或落地後可以透過掃描 QRCode、線上填寫健康聲明書等資料，以電子化加速入境資料檢核及程序，提升入境資料正確性，亦減少與其他乘客接觸之時間及潛在風險。

電子化之入境個人資料，將整合至 14 天居家關懷的「防疫追蹤系統」及追蹤告警的「電子圍籬系統」，里長或里幹事會針對居家檢疫對象進行每日一次的電話關懷；居家隔離者則由衛生機關進行每日兩次的電話追蹤。受檢疫或隔離者的相關個人資料，則由疾管署按《個資法》以加密形式轉交給電信業者[4]，並以去識別化的方式利用手機基地台定位訊號，確保居家檢疫或隔離的對象沒有離開檢疫地址，若是訊號離開

一定範圍或消失，則會通知警政與民政單位前往處理[5]，以即時掌握疫情發展並降低傳染風險。

為了讓民眾儘早掌握疫情資訊，我國嚴重特殊傳染性肺炎中央流行疫情指揮中心（下稱指揮中心）透過與電信業者協力合作，運用簡訊傳送及區域廣播方式發出警示訊息，提醒特定區域、與確診者足跡曾重疊之民眾，留意自身身體狀況，以評估潛在染疫風險。

2020 年 2 月疫情爆發初期，指揮中心為發送關於鑽石公主號郵輪的防疫警報，以北北基為範圍發出「細胞廣播」（全名為災防告警細胞廣播訊息系統，Public Warning Cell Broadcast Service），既係以廣播方式將訊息傳送至特定區域內所有的 4G 手機，提醒曾在鑽石公主號乘客旅遊地停留的民眾注意染疫風險。細胞廣播具有快速、大量通知特定區域民眾之優點，然而因其不會針對特定清單發出，如果對象離開發送區域，則無法接收到廣播訊息[6]。

2020 年 4 月初，海軍敦睦艦隊官兵出現數十名 COVID-19 確診案時，指揮中心透過電信業者發出 21 萬封「類細胞簡訊」（又稱「細胞簡訊」，Short Message Service, SMS），提醒可能接觸個案的民眾及早作好自主健康管理。民眾會收到簡訊，是運用手機開機會自動與附近基地台連結之原理；指揮中心向電信業者提供確診者名單，電信業者則比對確診者停留地點的周遭基地台，找出曾於特定時間與該基地台交換過訊號的手機號碼，發送警示簡訊給曾與確診者足跡重疊之民眾。對於部分民眾擔憂這樣的科技防疫是否涉及電子足跡數據之蒐集利用，國家通訊傳播委員會（NCC）表示，電信業者蒐集相關資訊後會以去識別化方式發出，無從辨識特定當事人身分[7]。

打造防疫共同體
解析 COVID-19 醫藥、人權、大數據與前瞻政策

2021 年 5 月，行政院為防堵疫情擴散，推動「1922 簡訊實聯制」，透過免費簡訊方便民眾進入店家時紀錄足跡、減少紙本紀錄的接觸，留存資料僅供防疫目的使用[8]。「簡訊實聯制」是我國重要的科技防疫措施（於 2022 年 4 月 28 日零時起取消），由指揮中心與五大電信商協力，讓民眾在掃描 QR Code 後，可以快速開啟手機簡訊、自動帶入場所代碼，傳送到收訊號碼 1922 即可完成實聯登記。民眾透過手機進行實聯登記後，系統會將手機號碼、場所代碼和進入時間儲存起來，而當需要追蹤、比對確診者軌跡時，政府即能向電信商取得相關資訊，有助疫調人員掌握個案相關活動史，並及時匡列接觸對象[9]。

行政院及疾管署為加強疫調效率，與民間單位臺灣人工智慧實驗室（Taiwan AI Labs）合作開發一款接觸史追蹤 App——「臺灣社交距離」。社交距離 App 利用科技協助民眾記錄最近 14 天內的接觸，透過藍牙訊號強度評估兩支手機間的距離，該系統進而能判斷兩支手機的使用者接觸的時間與距離。在操作上，當使用者接獲通知為確診者時，衛生單位會主動詢問其分享意願，由使用者自主決定是否同意上傳手持裝置內的隨機 ID；至於符合告警條件的用戶，社交距離 App 會出現接觸通知的示警訊息，並由用戶自主向衛生單位通報。疾管署表示，此款 App 之開發以保護隱私，且尊重使用者意願為最高原則，其建置目的是為了讓使用者能即時掌握與確診者接觸情形，降低疫情傳播[10]。

（二）防疫資訊之即時雲端整合

健保完整資料庫及與時俱進的雲端資訊系統是協助我國於 COVID-19 疫情全球大流行期間，得以快速掌控疫情、防堵疫情擴散領

先全球之關鍵。隨著 2020 年新冠疫情爆發後，我國中央健康保險署（下稱健保署）優化「健保醫療資訊雲端查詢系統」（NHI MediCloud System）功能[11]，自 2020 年 1 月 27 日起於雲端系統建置「TOCC」提示機制，對於須居家檢疫的民眾於健保醫療資訊雲端查詢系統加註旅遊史（Travel history）、居家隔離的民眾加註接觸史（Contact history）、特定職業別加註職業史（Occupation）以及是否群聚（Cluster）等資訊，以便醫事人員評估就醫民眾的感染風險，避免產生防疫破口[12]。

在歷經 SARS 衝擊後，十餘年來的防疫挑戰，讓疾管署認知到過去開發的防疫資訊架構已無法因應新世代資訊應用所需，因此積極於 2018 年開始推動「新世代智慧防疫行動計畫」。為強化資訊分享之即時性，疾管署提升核心資訊系統，如：「法定傳染病通報系統」、「傳染病疫情資料倉儲系統」及「實驗室資訊管理系統」運作效能及系統間橫向整合，降低重工，使臺灣得在 COVID-19 疫情期間，加速第一線防疫人員應變效率，串連跨機關防疫工作[13]。

疾管署亦建置「多元防疫資訊雲端平台」，為跨部會資訊交流及公私部門間之協作互助與資料交換，提供穩定可靠的資料交換機制。透過串連地方政府機構及公私立醫療機構、五大電信業者等防疫有關資訊，將散布於各系統間資料交換機制（如：Web Service、API、FTP 等）整合至統一平台，並提供認證、資安及流量等管制措施，確保資料傳輸的穩定性及可靠性，提供即時的疫情資訊予指揮中心輔助決策使用[14]。

近年來，疾管署亦陸續將大數據技術應用在疫情數據分析研究，以擴大疫情監測範圍。在新冠疫情期間，透過大數據應用，進行確診病例

檢驗資料分析、醫療院所檢驗資料與量能分析，並自動產出機場入境填寫表單統計報表、自動整合居家檢疫追蹤表單。此外，疾管署建立「全國新型冠狀病毒實驗室監視面板」、「新冠病毒肺炎通報面板」，並開發對外疫情資訊面板，鑲嵌至疾管署全球資訊網，亦自動化產出中國大陸各省市病例分布地圖，以及接觸者追蹤管理情形圖表，整合至指揮中心面板，以輔助指揮中心決策應變使用[15]。

另外，我國亦積極導入物聯網（IoT）、AR、VR、影像辨識、人工智慧（AI）等新興科技協助疾病預測及預警；例如：健保署依指揮中心提供之防疫名單，每日提供就醫資料與健保大數據分析，以利疾管署進行疫情調查與整體疫情管控，落實疫情監控與管制；為快速辨識胸部 X 光片影像是否具 COVID-19 特徵，健保署更應用健保大數據，與國內研究團隊合作開發 AI 輔助診斷模型，迅速提供醫師評估是否需進一步治療，嚴防疫情擴散[16]。相較以往單純人工作業方式，新興科技的應用，更能提升防疫人員之作業量能，達到迅速應對之防疫成效。

（三）資源分配

2020 年 2 月初，因應新冠疫情民眾抗疫需求，指揮中心宣布醫用口罩實名販售制度，以減緩口罩產能短缺，並避免搶購囤貨情形。健保署運用既有的健保醫療資訊雲端查詢系統，建置「防疫口罩管控系統」作為配售平台，同時搭配健保卡資訊系統、「全民健保行動快易通健康存摺 APP」（下稱健保快易通 App），透過健保特約藥局與衛生所販售口罩，以實名制公平分配防疫口罩資源。

疫情爆發初期，我國推行「口罩實名制」，以臺灣民眾每人均有的健保卡作為口罩購買憑證，並註記民眾購買口罩數量及日期。為改善於藥局與衛生所購買口罩排隊與分配問題，購買方式從實體通路推展至網路，民眾透過健保卡、自然人憑證登入平台，或是藉由「健保快易通App」、電腦版「eMask 口罩預購系統」網頁，即可登入認證進行口罩預購。結合臺灣普及的超商生活文化，政府後續更推出超商預購制度，讓民眾直接在超商事務機插入健保卡預購口罩，有效提升口罩覆蓋率及符合防疫需求。[17]

健保署更即時釋出健保特約機構口罩剩餘數量明細清單、健保特約院所固定服務時段等開放資料至政府開放資料平台，讓民間社群及業界進行多元加值應用，包括：口罩地圖應用、APP、LINE 應用、Chatbot、語音助理等多種資訊平台及應用程式，並整合於口罩供需資訊平台，以便利民眾查詢口罩購買地點及庫存量。[18] 政府開放民間多元應用防疫資源相關資料集的方式，可以有效分散查詢系統流量，避免大批民眾湧入單一系統查詢導致系統不穩定，中斷查詢服務之情形。透過公私協力、跨域合作，不僅使防疫資訊有效被傳遞及使用，提升防疫物資可近性，亦緩解大眾對疫情初期防疫口罩數量限制分配的焦慮[19]。

「健保快易通 APP」為健保署開發的行動應用程式，自 2012 年上線迄今，提供民眾有關全民健保與就醫相關資訊，健保署更於 2014 年建置「健康存摺系統」（My Health Bank），將民眾個人健康資料回饋給個人查詢，以落實知悉自身健康之權利。民眾完成身分認證，即可透過網路查詢下載近三年自身就醫及健康資料，包括門住診、手術、用藥紀錄、過敏資料、檢驗檢查結果、疫苗接種及生理量測等 14 大項資

料。疫情期間，「健保快易通 APP」除了提供民眾口罩購買紀錄，亦提供民眾 COVID-19 篩檢、疫苗接種紀錄，不僅方便民眾在疫情期間進行自主健康管理，亦為推動全民防疫政策的一大功臣 [20]。

（四）遠距醫療

因應 COVID-19 疫情，健保署於 2021 年開辦遠距診療，協助居家檢疫、居家隔離和進行自主健康管理的民眾，如有急迫醫療需求，且無發燒或呼吸道症狀，可以聯繫當地衛生局防疫專線，經衛生局轉介至指定通訊診療醫療機構，安排視訊診療，並提供健保給付；為顧及民眾隱私，醫師應於醫療機構診間內進行視訊診療 [21]。後因我國疫情爆發，考量民眾就醫風險，健保署擴大開放視訊診療對象，提供病情穩定的慢性病人使用，目前亦開放中醫診所於疫情期門提供視訊診療門診。健保署更在疫情期間，陸續推動虛擬健保卡試辦計畫，讓民眾透過健保快易通 App 取得虛擬健保卡 QR code，以此參加遠距醫療、居家醫療、視訊診療等試辦服務，亦用於一般就醫，降低民眾外出就醫之風險 [22]。

二、科技防疫與國際人權規範

因應 COVID-19 疫情對於各國之嚴峻影響，聯合國人權理事會（United Nations Human Rights Council, UNHRC）於 2021 年 7 月間第 47 次大會頒布了三項有關數位科技應用的重要決議，分別針對疫情期間民主社會的重要角色 [23]、新興科技的人權議題 [24]，以及網際網路的人權保護 [25] 進行探討，以協助各國在應用科技防疫同時，仍須兼顧隱私

權、平等權及各類弱勢族群的近用權等重要國際人權之落實。

　　許多公共空間為控制疫情擴散等需求面臨關閉，驅使科技的大量應用，產生仰賴數位虛擬空間的新溝通模式，也帶來社交環境的數位變革。依《公民權利和政治權利國際公約》第 19 條第二段規定，人類擁有尋求、接受和傳遞各種消息與思想的自由，包括：表達言論、獲取信息和在網際網路中交流意見的自由[26]。尤其在 COVID-19 疫情持續蔓延期間民眾能夠接近使用安全、開放的網際網路的權利，被認為是必要，且能夠確保人民享有經濟、社會及文化權利的重要基本人權。

　　聯合國人權理事會在 2021 年 7 月間第 47 次大會的 3 項決議中亦肯定，無論在數位虛擬、實體公民空間，民眾的參與將有助於提供即時、正確的疫情資訊及防疫服務，並確保政府資訊及治理的透明公開、落實責任政治，在各國防疫工作中扮演了相當重要的角色。

　　疫情的衝擊不僅擴大網路及數位科技的應用，亦同時加速、加劇了公民社會中既有的挑戰，尤其對社會中許多弱勢及少數族群，例如：年長者、兒童、婦女、身心障礙者、移工等造成更加弱勢的現象。數位落差之加劇，將阻礙弱勢族群享有工作機會、訴諸司法救濟的權利（access to justice）等人權之保障；假新聞的快速散播，亦將加深對於少數群體受到歧視的不利影響。網路及新興科技之應用所帶來的數位人權問題，包含平等權及不受到歧視之權利，以及隱私權、言論發表自由、和平集會權、享有有效之救濟等國際人權。

　　因此，聯合國人權理事會在決議強調，所有國家針對 COVID-19 疫情所採取的緊急防衛措施，仍必須符合國際人權，遵守合法性、必要性及比例原則，必須有具體的用途及施行期間，且應以不造成任何歧視的

方式實行。為使數位虛擬及實體公民社會皆得以正常運作，免於因網路及科技的應用，讓人民受到阻礙、監視等不安全感，聯合國人權理事會呼籲各國應以人權為本，修正並制定規範網路、數位暨新興科技之相關法律，並積極行動以平衡數位落差。

COVID-19 期間，各國普遍應用行動應用程式、經匿名化處理的行動資訊等，協助群聚警示及預防社區感染之有效防疫。為監督居家檢疫的對象，利用手機訊號定位的方式雖然有效，但同時也引起侵害人民隱私權的疑慮，擔憂政府透過基地台定位掌控人民行蹤，是否涉及個資蒐集及隱私問題。隱私權是國際上所認同的人權之一，《公民權利及政治權利國際公約》第 17 條、《兒童權利公約》第 16 條、《世界人權宣言》第 12 條中皆有提到對私人生活的保障，聯合國大會 68/167 號決議中更是直接表明非法的通訊監控是對隱私權的侵害，同時也會削弱民主社會的根基[27]。

聯合國人權理事會 2020 年 7 月間第 47 次大會所頒布的三項決議，亦針對防疫政策下的隱私權相關議題作提醒。對此，歐盟執委會（European Commission, EC）亦於 2020 年 4 月 8 日批准歐盟防疫科技及資訊使用工具箱（common Union toolbox for the use of technology and data to combat and exit from the COVID- 19 crisis, in particular concerning mobile applications and the use of anonymised mobility data），針對各國普遍應用行動應用程式及經匿名化處理的行動資訊科技提出共同指引，以協助國家在推動科技防疫措施的同時，仍須兼顧資訊安全、隱私權等重要國際人權之落實。

2021 年 9 月，人權理事會在「數位時代的隱私權」報告中指出[28]，

COVID-19所帶來的全球公衛危機，即為人工智慧系統（Artificial Intelligence, AI）在全球社會各領域應用的速度、規模和影響，提供了一個有力且高度可見的例子。例如，接觸者追蹤系統（Contact-tracing systems）使用多種類型數據如：地理位置、信用卡、交通系統、健康和人口統計和個人網路訊息等，協助國家追蹤疫情的傳播；透過人工智慧系統，國家亦可將匡列出個人將其標記為潛在感染或傳染性，要求民眾進行居家檢疫或居家隔離。在這些情況下，人工智慧往往使用個人資訊，且作出對人們生活產生切實影響的決定，個人的隱私權都會受到影響。然而，不可忽視的是，與隱私問題密切相關的還有對人民享有其他權利的各種影響，例如健康權、教育權、行動自由、和平集會自由、結社自由和言論自由。[29]

三、從國際人權檢視我國科技防疫

為有效率推動防疫政策應用的數位科技，仍須維護基本的人權與民主價值，以下從前述國際人權規範機制的核心內涵，對我國相關科技防疫措施進行審視。

（一）資訊蒐集的處置利用

我國所採取的科技防疫措施，難免涉及隱私，以及平等權、和平集會權等國際人權之議題。相較於傳統公共衛生措施，通常僅涉及衛生主管機關；數位公共衛生措施則涉及更多相關部會，甚至包括獨立行使職權的國家通訊傳播委員會。

政府嘗試在個人隱私與防疫工作間取得平衡，例如：針對 1922「簡訊實聯制」所蒐集之手機號碼、場所代碼和進入時間等資料，內容會保存在民眾手機所屬的電信商，以最小化蒐集個人資料為原則，用途僅限防疫，保留 28 天即刪除。此外，由行政院、疾管署與民間單位合作開發的「社交距離 App」，應用藍牙技術紀錄接觸對象去識別化資料，透過民眾手持裝置每 15 分鐘自動生成一組隨機、不可回溯、無法還原的隨機 ID，因此不會追蹤使用者所在的位置資訊，亦無須註冊或上傳任何個人資料，有助於保護個人隱私。「社交距離 App」系統產生的相關接觸資料亦僅儲存於個人手持裝置端 14 天，政府和開發業者均無資料庫儲存個資，民眾可以隨時刪除 App，以尊重使用者意願及維護個人隱私[30]。

2021 年 6 月間，有法官投書質疑警方將 1922 實聯制資料用以犯罪偵查辦案，恐違反人權及指揮中心不作他用之承諾。對此，國家通訊傳播委員會重申「1922 簡訊實聯制」資料，依指揮中心指示僅供防疫用途，刑事局未曾向指揮中心調閱，而各電信業者除提供指揮中心作疫調外，未曾提供 1922 資料予其他單位。依據 NCC 說明，刑事警察局澄清該局為犯罪偵防，依據《通訊保障及監察法》規定向法官申請通訊監察書，經法官同意後，於其通訊監察系統進行監察，檢警單位可聽到或看到受監察人之所有通訊內容，包含：受監察人發送給 1922 簡訊內容，此通訊監察系統是依《通訊保障及監察法》第 14 條規定而設置；至於簡訊實聯制所蒐集資料，係指揮中心為辦理疫調所設置，兩者是各依不同法規設立之獨立系統，其蒐集目的及範圍亦不相同，所以並無違反防疫目的使用之疑慮；然而指揮中心亦請警政署通令所有警察機關，

如因通訊監察獲得簡訊實聯制內容，應主動排除不使用，避免造成民眾不必要的誤解[31]。

由前開例子可以看出，為確保民眾個資獲得充分保護，及減少對個人自由、國際人權之干涉，針對政府各部會之間的防疫合作，以及公共與私營單位之間的公私協力，一套促進和監督跨域合作的機制，是必不可少的。基於聯合國相關國際人權規範機制所揭示的核心內涵，政府在規劃施行相關科技防疫措施時，亦應將新興科技、人工智慧等相關技術之發展所產生的新威脅一併納入考慮，並在符合比例原則下，遵循最小侵害原則、合目的性原則、衡平原則，以識別、評估、預防和減輕對於人權可能造成、促成或直接連結的不利影響，並將對民眾生活的衝擊降到最低。

（二）資訊利用的透明性

我國推行電子圍籬所使用的授權依據來自《傳染病防治法》、《個人資料保護法》等法規，然而有論者認為，相關條文僅規定政府可對入出境人員及接觸者實施檢疫或隔離，並未授權政府取得隔離及檢疫者手機門號、追蹤位置。顯然，我國需要一套更全面的法律機制，以規範數位公共衛生措施，並授權其使用和限制。然而，儘管我國法律上目前尚欠缺完整的資訊利用授權及監管機制，為因應控制疫情的急迫需求，應用科技防疫過程中，政府仍應盡量增加資訊利用之公開及透明性，以建立公眾信任，並維護國際人權之落實。

政府利用手機定位之方式，是透過基地台手機訊號定位法，系統平時不會監控居家檢疫者的定位，且訊號均為去識別化，僅有在手機訊號

離開特定範圍時，系統才會通知警政單位進行處理。此外，居家檢疫者的名單及資料會在防疫特定目的結束後，由系統自動刪除，相關單位也可透過檢視其程式碼及相關系統日誌（log）進行抽查驗證[32]。為防止疫情帶來的公共健康危害為目的，檢視目前電子圍籬的監督方式與內容，目前電子圍籬使用對於人民隱私權之侵害，尚有相當警覺及控管，惟後續仍應加強政府蒐集相關資訊的透明性，並設立如資訊保護官等監督機制，以確保人民的資訊不會被非法使用。

對於科技防疫措施，儘管我國法律上目前尚欠缺完整的資訊利用授權及監管機制，臺灣仍在技術上迅速發展對策，增加資訊透明公開，例如：針對各機關為蒐集疫調相關資料所採行之「1922 簡訊實聯制」措施，為增加民眾對於政府防疫工作之瞭解，自 2021 年 8 月 4 日起，政府開放民眾至簡訊實聯制——民眾資料調閱紀錄查詢服務（https://sms.1922.gov.tw）。民眾得以所持有之手機門號查詢近 28 日內該門號被調閱之紀錄[33]，可謂提升資料使用透明性，並建立大眾信賴之例子。

此外，對於數位公共衛生政策之發展，政府應持續促進民主開放的理性溝通、多元辯論。例如：「健保快易通 APP」於 2021 年 12 月 27 日更新重點之一，即是將「健保資訊運用及共享意願」移至 APP 首頁，以更方便的路徑，讓民眾表達對健保資料運用共享之意見。其中，健保署於 2021 年 7 月 9 日發起「健保資訊運用及共享意願」調查，收集大眾對於健保資料開放申請學研產界運用的看法，經統計自 2021 年 7 月 9 日至同年 12 月 24 日調查結果，填答人數超過 10 萬人，其中針對加密處理後之健保資料，有 91.8% 的民眾支持提供學術研究使用、85.4% 的民眾支持提供產業利用，以促進數位科技發展[34]。

（三）弱勢群體的平等近用權

　　科技防疫政策的推動，仍要留意兼顧弱勢族群的權益，縮短數位落差問題，例如：為提升疫調的效率、簡化提供足跡資訊的流程，利用二維碼 QR Code 開發 1922 簡訊實聯制登記系統。同時，考量到對於 3C 產品較陌生的高齡族群，以及其他數位能力弱勢者、沒有手機或無法掃描 QR Code 的民眾，政府亦開放民眾填寫表格或手寫人名和聯繫資訊，有其他的替代措施可以選擇，避免科技之應用為這些族群帶來生活上的不便，以促進科技防疫的數位包容性發展。

　　我國於 2021 年間透過線上疫苗預約平台開放第二劑疫苗意願登記時，有些長輩因不熟悉使用手機或電腦，無法自行預約接種疫苗，反應數位落差的問題[35]。指揮中心表示，基於作業順暢需求、管理考量，避免同時開放「衛生局通知」及「預約登記平台」，造成數量難以計算、影響預約者權益，疫苗登記預約統一回歸至預約平台；至於 65 歲以上長者的數位落差問題，中央政府採「雙軌制」，透過掌握已自行上網登記之部分長者名單，再把沒有登記的 65 歲以上長者造冊後提供給地方政府代為預約，並由地方安排通知時間地點，除了兼顧疫苗預約平台資料整理的正確性，也避免長輩因資訊不足而錯過接種疫苗時間[36]。65 歲以下之民眾則皆需進入疫苗平台預約登記接種，然而透過超商或藥局、門診及民政系統等，仍可以協助長輩、數位能力弱勢者進行上網登記。此外，各地方政府亦透過成立專人服務櫃台、在各區成立多處據點，確保長者接受到資訊，協助民眾操作預約系統，以及透過里長系統、宣導發通知單的作法，以保障數位弱勢族群之權益。

疫情期間推動數位學習的同時，亦可能加速造成弱勢兒少的數位學習落差擴大，例如：我國政府為了遏止 COVID-19 疫情蔓延，於 2021年宣布各級學校從 5 月下旬起直至暑假，停止學生到校上課。財團法人中華民國兒童福利聯盟文教基金會（兒福聯盟）指出，學校停課期間，弱勢兒少在疫情下的數位學習狀況顯示，偏鄉學生有硬體設備不足、數位學習資源缺乏之情形，且弱勢家庭為謀生計，常常無暇關照孩子線上學習，也有家長因不熟悉數位設備使用方法，導致孩子線上學習意願低落或中斷，衍生數位／遠距中輟的問題，弱勢兒少的數位學習落差正持續擴大 [37]。對此，兒福聯盟呼籲教育部應儘速補足學生數位設備缺口，強化弱勢兒少數位學習個別化協助，擴大辦理暑期教師線上教學培訓，並呼籲教育及社政單位應積極整合政府與民間資源，廣推弱勢兒少線上陪讀及暑期線上陪伴方案，避免疫情期間加劇弱勢兒少數位資源落差、教育機會不均等困境。

一套完整的數位公共衛生措施，必須透過公開、透明的過程，讓所有利益相關者不斷對話、辯論，尤其應確保弱勢群體之參與，才能夠在面對科技對於人權的影響上，獲得公民社會的一致共識，建立公眾信任。COVID-19 期間，我國充滿活力的公民社會和各地社區群體，持續在政府推動防疫公共衛生政策，特別是應用數位科技防疫之同時，監督政府權力的行使，並發揮重要的制衡作用。

未來，公共衛生措施的數位科技化將是一種趨勢，然而只有當它是兼顧國際人權，而不是有損民主社會健康和所有與之共存的個人權利的時候，這樣的趨勢才能夠延續下去。

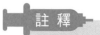
註 釋

1 Convention on the Elimination of All Forms of Racial Discrimination (1965), art. 5(e)(iv).

2 Convention on the Rights of the Child (1989), art. 24.

3 衛生福利部 (2020 年 3 月 18 日)。3 月 5 日至 14 日自歐洲入境民眾請儘速通報鄉鎮公所；另針對所有非本國籍人士限制入境，所有入境者入境後都需進行居家檢疫 14 天。取自：https://www.cdc.gov.tw/Bulletin/Detail/mwGBh07PQ_2FeJvl9xhfZw ?typeid=9。

4 依據《傳染病防治法》第 58 條之規定，人員入境時即須申報「防範嚴重特殊傳染病肺炎入境健康聲明書暨居家檢疫通知書」，詳實填寫個人資料，依據當事人提供之手機門號，電信業者得依據《傳染病防治法》規定配合提供電子圍離系統所需定位訊號之需求，透過電信定位訊號協助執行居隔 / 居檢政策。針對居家檢疫或隔離者相關個人資料，疾管署依據個資法規範進行處理，並透過安全檔案傳送協定（SFTP）及固定窗口加密傳送予各電信業者進行後續定位處理，過程均確保個人隱私安全。（訪談紀錄：莊人祥，現任疾管署副署長、嚴重特殊傳染性肺炎中央流行疫情指揮中心發言人，2020 年 11 月 6 日）

5 衛生福利部 (2020 年 3 月 18 日)。高科技智慧防疫，檢疫追蹤精準有力。取自：https://www.mohw.gov.tw/cp-16-52268-1.html。

6 吳旻純（2020 年 7 月）。淺談類細胞簡訊與細胞廣播之應用。清流雙月刊，28。取自：https://www-ws.pthg.gov.tw/Upload/2015pthg/113/relfile/12839/469999/ ffe7ebef-1337-4e40-bf3b-4b4709f86a5f.pdf。

7 同註 6。

8 取自：https://www.cdc.gov.tw/Bulletin/Detail/HS0hjvHxAOTCPtNPmDo7Bw?typeid =9。

9 簡訊實聯制店家 QA 集。取自：https://emask.taiwan.gov.tw/real/。

10 「臺灣社交距離 App」常見問答集。衛生福利部疾病管制署網站。取自：https:// www.cdc.gov.tw/Category/Page/R8bAd_yiVi22Clr73qM2yw。

11 衛生福利部 (2020 年 12 月 17 日)。Taiwan Can Help——全民健保的防疫貢獻。取自：https://www.nhi.gov.tw/Content_List.aspx?n=9DDC114B14A0D426&topn= 787128DAD5F71B1A。

12 衛生福利部 (2020 年 12 月 4 日)。健保醫療雲端查詢系統，強化科技防疫，提升用藥安全。取自：https://www.nhi.gov.tw/News_Content.aspx?n=FC05EB85BD57C 709&sms=587F1A3D9A03E2AD&s=544AFFBC359DCBFB。

13 衛生福利部疾病管制署 (2020)。厚植我國數位防疫量能——新世代智慧防疫行動計畫。國土及公共治理，8（4），64-67。取自：https://ws.ndc.gov.tw/Download. ashx?u=LzAwMS9hZG1pbmlzdHJhdG9yLzEwL3JlbGZpbGUvMC8xNDAwNS9jO

Dk1YTQ1My01YmMzLTRlNTItYWI3NS1IZTRlNTNkYmFmNmEucGRm&n=5pS%2F
562W5paw55%2BlMDEt5Y6a5qSN5oiR5ZyL5pW45L2N6Ziy55ar6YeP6lO9LnBkZ
g%3D%3D&icon=..pdf。

14 同註 13。

15 同註 13。

16 衛生福利部 (2020 年 12 月 17 日)。健保大數據跨域合作，數位科技防疫新典範。
取自：https://www.nhi.gov.tw/News_Content.aspx?n=FC05EB85BD57C709&sms
=587F1A3D9A03E2AD&s=4719E7B09677A75F。

17 同註 11。

18 同註 11。

19 李伯璋等 (2020)。線上線下整合與公私協力「口罩實名制」協助抗疫成功典範。國
土及公共治理季刊，8(4)，30-37。取自：https://ws.ndc.gov.tw/Download.ashx?u
=LzAwMS9hZG1pbmlzdHJhdG9yLzEwL3JlbGZpbGUvMC8xNDAwMS84ODg0Z
GUxYy0yZjNlLTQ2YmQtYWQxZS1lY2RhYWYxYmVkNDMucGRm&n=5pys5pyf5b
Cl6aGMMDMt57ea5LiK57ea5LiL5pW05ZCl6liH5YWs56eB5Y2U5Yqb44CM5Y%2
Bj572p5a%2Bm5ZCN5Yi244CN5Y2U5Yqp5oqX55ar5oiQ5Yqf5YW456%2BELnBk
Zg%3D%3D&icon=..pdf。

20 同註 11。

21 健保署因應 COVID-19 之「視訊診療」調整作為 (110 年 7 月 28 日)。取自：
https://www.nhi.gov.tw/Content_List.aspx?n=1482911120B73697&topn=787128D
AD5F71B1A。

22 中央健康保險署。110 年虛擬健保卡試辦計畫。取自：https://www.nhi.gov.tw/
Content_List.aspx?n=FBF1EAB29ED73940&topn=787128DAD5F71B1A。

23 Office of the High Commissioner for Human Rights (HRC) , 47th, 05/07/2021, A/
HRC/47/L.1, Civil society space: COVID-19: the road to recovery and the
essential role of civil society. Retrieved from https://documents-dds-ny.un.org/
doc/UNDOC/LTD/G21/171/08/PDF/G2117108.pdf?OpenElement

24 HRC, 47th, 07/07/2021, A/HRC/47/L.12/Rev.1, New and emerging digital
technologies and human rights. Retrieved from https://documents-dds-ny.un.org/
doc/UNDOC/LTD/G21/176/16/PDF/G2117616.pdf?OpenElement

25 HRC, 47th, 07/07/2021, A/HRC/47/L.22, The promotion, protection and enjoyment
of human rights on the Internet. Retrieved from https://documents-dds-ny.un.org/
doc/UNDOC/LTD/G21/173/56/PDF/G2117356.pdf?OpenElement

26 UN Human Rights Committee (HRC), General Comment No. 34 on Article 19
(Freedoms of Opinion and Expression) of the International Covenant on Civil and
Political Rights, CCPR/C/GC/34 (12 September 2011), para 12. Retrieved from

https://www2.ohchr.org/english/bodies/hrc/docs/gc34.pdf

27 The Right to Privacy in the Digital Age, G.A. Res. 68/167, U.N. Doc. A/RES/68/167 (18 Dec 2014). Retrieved from http://www.un.org/en/ga/search/view_doc.asp?symbol=A/RES/68/167.G.A. Res. 68/167 (Accessed: 21 Jan 2014).

28 HRC, 48th, 13/09/2021, A/HRC/48/31 , The right to privacy in the digital age: report (2021). Retrieved from https://www.ohchr.org/EN/Issues/DigitalAge/Pages/cfi-digital-age.aspx

29 HRC, 48th, 13/09/2021, A/HRC/48/31 , The right to privacy in the digital age: report (2021), para.3, Retrieved from https://www.ohchr.org/EN/Issues/DigitalAge/Pages/cfi-digital-age.aspx

30 衛生福利部疾病管制署。「臺灣社交距離 App」常見問答集。
取自：https://www.cdc.gov.tw/Category/Page/R8bAd_yiVi22CIr73qM2yw。

31 國家通訊傳播委員會 (2021 年 6 月 20 日)。NCC 重申簡訊實聯制僅供防疫目的使用，政府未曾違反承諾，報載法官吹哨者質疑相關資料於防疫目的外使用，實屬誤解。取自：https://www.ncc.gov.tw/chinese/news_detail.aspx?site_content_sn=3562&sn_f=46221。
吹哨者質疑相關資料於防疫目的外使用，實屬誤解 (2021 年 6 月 20 日)。取自：https://www.ncc.gov.tw/chinese/news_detail.aspx?site_content_sn=3562&sn_f=46221。

32 電信公司係在國家通訊傳播委員會（下稱通傳會）監督下，協助本次防疫工作，並依據《個資法》規定，疫情結束後，防疫特定目的消失，保有前揭因防疫必要所蒐集之資料者，應主動或依當事人請求，刪除、停止處理或利用該個人資料。但因執行職務或業務所必須或經當事人書面同意者，不在此限。故在防疫工作結束後，將由指揮中心認定並通知執行防疫工作之特定目的消失，電信公司防疫期間依該特定目的留存之相關個人資料，亦應受通傳會監督下依前揭規定刪除。
相關機制係由系統自動化依資料進行運作，逾隔離期間後，電子圍籬系統亦即自動刪除該名單及資料。爰可檢視其程式碼及相關系統日誌（log），進行機制的了解，有必要時並可就當下之資料進行抽查驗證。（訪談紀錄：莊人祥，現任疾管署副署長、嚴重特殊傳染性肺炎中央流行疫情指揮中心發言人，2020 年 11 月 6 日）

33 1922 被調閱紀錄、次數查詢：擔心和確診者足跡重疊，這樣查就可以 (2021 年 9 月 6 日)。奇摩新聞。取自：https://tw.news.yahoo.com/news/1922-%E8%A2%AB%E8%AA%BF%E9%96%B1%E7%B4%80%E9%8C%84-%E6%AC%A1%E6%95%B8%E6%9F%A5%E8%A9%A2-%E6%93%94%E5%BF%83%E5%92%8C%E7%A2%BA%E8%A8%BA%E8%80%85%E8%B6%B3%E8%B7%A1%E9%87%8D%E7%96%8A-%E9%80%99%E6%A8%A3%E6%9F%A5%E5%B0%B1%E5%8F%AF%E4%BB%A5-070339909.html。

34 衛生福利部 (2021 年 12 月 27 日)。全民健保行動快易通 | 健康存摺 APP 三大重磅改版，今日登場——生物辨識，健康存摺 3.0，健保資料運用及共享調查。取自：https://www.mohw.gov.tw/cp-16-64617-1.html。

35 數位落差…第二劑上網預約 長輩無助 (2021 年 7 月 30 日)。聯合報。取自：https://udn.com/news/story/122190/5637513。

36 避免數位落差 65 歲以上長輩打疫苗採「雙軌制」(2021 年 8 月 6 日)。聯合報元氣網。取自：https://health.udn.com/health/story/121833/ 5655327?from=udn-catehotnews_ch1005。

37 兒福聯盟，弱勢兒少數位學習困境與對策——線上焦點座談 (2021 年 6 月 29 日)。取自：https://www.children.org.tw/news/news_detail/ 2610。

第八章
防疫物資法制整備——法律如何促進防疫物資到位[1]？

雷文玫

　　2019 年爆發的 COVID-19 疫情，至今造成了約 3.5 億人確診，約 560 萬人死亡[2]。所幸，英美各國藥廠陸續研發出疫苗與治療的新藥，緩解了各國的疫情。然而，這些防疫物資的生產與緊急授權，除了要有長時間的研發與生產實力之外，由於牽涉到政府與民間財產與人力的調度，以及法律風險的承擔，需要健全的法制，才能促使政府和民眾在緊急疫情中，願意有錢出錢、有力出力、團結互助。

　　針對防疫物資整備所需要的法制，我國是否已經準備好了呢？這次 COVID-19 又暴露出什麼樣的課題呢？回顧我國對於防疫物資的整備，最成功的經驗當屬 2020 年初醫用口罩的緊急生產，即便如此，口罩緊急生產的經驗，還是暴露我國法制不足之處。因此，本文將透過我國政府與民間合力緊急生產醫用口罩的經驗，檢視我國防疫物資相關法制，再關照美國防疫物資整備相關法制，期待這些討論有助於未來因應疫情時參考。

一、我國現況檢討

（一）徵收與徵用防疫物資的法制

2020 年疫情爆發初期，既沒有疫苗，也沒有醫藥，只能要求民眾佩戴口罩、維持社交距離等非醫藥的介入方式抗疫，因此口罩迅速在全球奇貨可居。當時國內口罩的每日總產量僅約 188 萬片[3]，主要還是仰賴國外進口（尤其是中國大陸），根本不足以供應民眾防疫所需，各地出現口罩搶購潮[4]。

面臨口罩資源的短缺，指揮中心除了依據《貿易法》第 11 條及《貨品輸出管理辦法》第 5 條規定限制醫療用及 N95 口罩出口外，若發現有囤積居奇或哄抬物價之行為且情節重大者，得依《傳染病防治法》第 61 條、《嚴重特殊傳染性肺炎防治及紓困振興特別條例》之規定處以刑責。

除此之外，倘若要徵收既有的口罩等醫療相關物資，或徵用生產這些物資的設備與工廠，由於涉及對業者營業自由及財產權的限制，必須有法律明文授權。就此，我國相關法制包含：《傳染病防治法》與《災害防救法》；此外，還有 2020 年 2 月 25 日立法院迅速通過的《嚴重特殊傳染性肺炎防治及紓困振興特別條例》是否足以因應？分析如下。

首先，《災害防救法》所因應的災害，廣泛地包含：風災、水災、震災等天然災害及公用氣體、油料管線及懸浮微粒物質等事故或氣象災害，也包含與傳染病所屬的「生物病原災害」[5]。透過各級政府的災害防救會報，該法可以動員各級政府根據分工與權責，針對不同災害進行

所需的物資整備、演習、人員訓練、災害應變及災後復原重建。遭遇疫情，《災害防救法》第32條及第33條授權各級政府對於救災所需必要物資之製造、運輸、販賣、保管、倉儲業者，得徵用、徵購或命其保管，倘因此有財產損失時，並得請求補償。

《傳染病防治法》對防疫物資整備有更具體的規定。我國自從SARS之後，平時即針對口罩及防護衣及流感藥品建立整備制度，責成中央及地方主管機關建立安全儲備模式[6]。《傳染病防治法》第54條也授權指揮中心成立期間，各級政府得徵用或調用民間土地、工作物、建築物、防疫器具、設備、藥品、醫療器材、污染處理設施、運輸工具及其他經中央主管機關公告指定之防疫物資，並給予適當之補償。《嚴重特殊傳染性肺炎防治及紓困振興特別條例》第5條更進一步授權政府為生產《傳染病防治法》第54條第1項規定之防疫物資，各級政府機關得依指揮中心指揮官之指示，必要時徵用或調用其生產設備及原物料，並給予適當補償。綜上所述，我國徵收與徵用防疫物資的法制整備堪稱完整，亦設有補償機制，充分保障業者財產權。

（二）防疫物資的生產，仰賴事實上的協商與鼓勵

上述的規定只能徵收既有的口罩或徵用相關工廠，倘若徵收還是不夠，仍需要去國外搶購原料、組裝機器，臨時擴充生產線，並動員人力在春節期間緊急生產。由於我國相關法制對於防疫物資的緊急生產與上市許可的緊急授權，並沒有明確的規定，因此只能仰賴政府對業者的協商與實質鼓勵。

自 2020 年 1 月 31 日起，政府全面徵用國內口罩工廠，並統一管理口罩的生產與配送，以達開源之效。2020 年 1 月底，當時的經濟部長沈榮津召集工研院、精機中心、金工中心三家政府捐助的相關法人，並撥用臺幣 1.8 億元，由權和、長宏等口罩設備廠趕工製造生產口罩所需的設備。在工具機暨零組件公會的召集下，29 家會員廠商自發性地加入口罩國家隊[7]。在口罩工具機產業、口罩業、紡織業、經濟部相關法人與政府組成的社會網絡團結一致之下，原本製造口罩的機台要 45 天才能交機，但國家隊在 25 天內即製造出 60 條口罩生產線所需要的設備，分批送往全臺 15 家廠商，並將原本設置生產線所需的工期，由半年縮短為 40 天，迅速將產能擴充為 92 條生產線。為了加速生產，盡快滿足民眾的需要，指揮中心並且調度軍隊進入工廠支援協助製造[8]。

　　為了讓業者願意犧牲假日連夜趕工、加速生產，除了團結與口罩國家隊的光榮感以外，政府也提供足夠的誘因。雖然業者在政府的壓力下，每條生產線平均每週必須達到生產 70 萬片口罩的業績，但是在業者與政府的商議之下，若生產線產量達到每週 125 萬片，則機台財產權即歸屬業者所有，讓業者能夠擴大產量；此外，政府也以每片 2.5 元的價格向業者收購口罩，刺激生產量[9]。在政府的積極鼓勵之下，業者在春節假期連夜趕工，至 2020 年 2 月 17 日已將口罩每日產量從原先的 188 萬片提升至 396 萬片；隨後政府又陸續徵用 66 家業者，至 3 月底的每日產量可達 1000 萬片，產能為全球第二；直至 5 月底，每日產量可達 2000 萬片，不僅可以滿足國內民眾防疫所需，也可以出口，更可以幫助邦交國，奠定了「Taiwan Can Help」防疫外交的基礎[10]。

就口罩的整備而言，我國相關法制賦予政府徵用調度的權能；指揮中心積極調度公家單位與民間企業共同協力，加上國軍人力的支援，讓口罩國家隊在三個月內迅速從口罩資源短缺到滿足全國所需，不但有助於降低疫情的傳播，也鞏固民眾的信任，更重振口罩產業的士氣，口罩國家隊可謂是大成功[11]。然而，這些防疫物資的整備經驗雖然成果豐厚，卻欠缺完善的法源基礎；就「徵收與徵用」而言，固然適用《傳染病防治法》和《災害防救法》的相關規定，但是就「緊急製造」而言，卻是欠缺法制基礎，這次口罩國家隊的經驗，也只是有賴於業者的配合以及政府提供的誘因。若要使臺灣在每次面臨疫情時都能妥善動員，緊急製造的法制整備刻不容緩。

（三）防疫物資在現有法制整備問題上的檢討

目前，在法制整備有三個可以進一步檢討的地方，分別是：緊急製造的法制整備、緊急授權的要件與程序、產品製造人損害賠償的豁免與給民眾的保障問題等，期待未來在相關法制能夠調整，以強化下一波疫情的因應措施。

1. 緊急製造的法制整備

首先，有關防疫物資的徵用和徵收。雖然《災害防救法》以及《傳染病防治法》都有相關規定，但細究這些規定，是奠基於物資或設備都有庫存的情形，甚至因為本身屬性就是防疫或是醫藥性質，所以只需要徵收或徵用即可。但是以這次疫情以觀，口罩等防疫物資屬於消耗品，需要重新製造，甚至連生產所需的原物料（如：紡織布料等）都需要緊

急徵用，然而「徵用」或「徵收」的概念通常的對象是「既有」物資，「緊急生產」是否也在範圍之內？尤有甚者，緊急生產因為時間緊急、物資取得不易，根據徵用或徵收之法理，要有合理補償，但如何決定補償是否合理？此外，口罩業者為了配合政府生產民眾所需之口罩，放棄履行既有訂單，必須承擔法律與商業上的各種風險，又該如何補償？

相對地，面對前述風險與負擔，倘若政府為了吸引人民或業者願意一起抗疫，透過投資、設備轉讓等方式，給業者財務誘因，是否有健全的程序與法制，保障勇於任事的公務員，不致於因此需承擔圖利他人的刑事責任或其他法律責任？如果疫情後來不如預期嚴重，則類似的投資與生產過剩，如何保護居間協調的公務員免於圖利他人的行政責任、刑事責任，甚至是政治責任？這些緊急生產的需求，是當初《災害防救法》和《傳染病防治法》所無預見的，就算有《嚴重特殊傳染性肺炎防治及紓困振興特別條例》第 5 條的補充規定，但該條例的施行期間設有限制，雖然可以延長，但並非常態法制整備的依據，非為長久之計。

2. 緊急授權的要件與程度

防疫用的口罩為「醫療級」口罩，依據《藥事法》第 40 條規定，藥廠應該向中央衛生主管機關申請查驗登記，並取得醫療器材許可證後才能製造。不過，由於醫用口罩屬於第一級醫療器材[12]，查驗登記不需人體試驗，因此手續上較為簡便，時間成本也低，取得許可證很容易[13]；後續也有醫療器材不良反應通報系統監測醫療器材的品質，故就口罩的製造而言沒有太大的問題。

但是，如果是疫苗或是藥品等高風險的新藥，則我國既有法制對於

緊急製造的業者以及居間推行的公務員，法制上能否提供足夠的保障，則不無疑義。2021 年國產疫苗的緊急授權最能凸顯我國緊急授權法制可問責性的不足。雖然我國《藥事法》第 48 之 2 條已在 2020 年通過，但尚未施行的《醫療器材管理法》第 35 條均設有緊急授權的條款，允許衛生福利部為了因應公共衛生情事之需要，得授權緊急製造，不受原先查驗登記相關程序之限制；但是就緊急授權的相關程序、構成要件等皆未詳細規定，僅以行政命令位階的「特定藥物專案核准製造及輸入辦法」中有說明。此外，該辦法中對於相關構成要件的規定也較為簡略含糊，第 3 條僅規定申請時應檢附的文件、第 5 條「中央衛生主管機關受理申請，應審酌因應緊急公共衛生情事之需要、利益風險及數量計算方式為准駁之決定，必要時得諮詢學者專家。」對於准駁標準與要件也僅空有形式，而未有實質說明。

　　有別於口罩，由於新藥與新醫療器材的緊急授權涉及人民的健康與安全，另一方面也牽涉全民的信任，假設疫情不如預期的大流行，而導致防疫物資的大量滯銷，居間的公務員也可能構成圖利罪而需負擔刑事責任，能否構成阻卻違法事由，自應於法律位階有更嚴謹、更明確的構成要件，以確保在疫情之中仍要從中斡旋的公務員以及業者的努力不因此白費，甚至承擔風險。

3. 產品製造人損害賠償責任的豁免與給民眾的保障

　　第三個在物資整備的問題是產品製造人損害賠償責任。前述有提及醫用口罩的許可較為簡單容易，所以即便業者在緊急製造的情形下，須承擔損害賠償責任的風險也較低；但是若是疫苗、藥品或是其他風險較

高的防疫醫療物資，因其副作用和風險較高，產品製造人損害賠償則成問題。一般情形下，產品製造人須依《消費者保護法》負損害賠償責任，若是疫苗則有預防接種受害補償制度、藥品則有藥害救濟制度等分攤廠商的損賠風險。

我國《預防接種受害救濟基金徵收及審議辦法》第 2 條對於救濟之範圍明訂：「施打領有中央主管機關核發許可證或專案核准進口，並經檢驗或書面審查合格之疫苗。」觀其文義，足以包括緊急授權進口或緊急製造之疫苗；然而，我國《藥害救濟法》補償的範圍，僅限於「因正當使用合法藥物所生藥害」，而「合法藥物」係指「指領有主管機關核發藥物許可證，依法製造、輸入或販賣之藥物」[14]，則若該藥物未領有許可證，例如專案核准製造或進口之藥品，即生疑義。

如果民眾因為使用緊急授權、但未取得查驗登記許可之藥品而遭受損害，依《藥害救濟法》規定不得受藥害救濟制度之保障；此時，受有損害之民眾無法循藥害制度求償，則得否改向藥廠請求損害賠償責任？或是向國家請求？或是根據可支配風險的程度共同負責？抑或是完全無法請求只能自行承擔？此牽涉政府正用或徵收的細節執行，又牽涉政府與廠商在緊急製造的情形下，實際上各自對於防範風險的期待可能性；而且在疫情危急下，如何補償業者的付出，又同時確保民眾的安全與救濟權益，是值得細究的兩難問題。

二、美國法制提供我國之借鏡

（一）「醫療對應措施」法制簡介

　　基於法制整備的需求，也為了事權統一，國家應該建立物資徵用的法律，以避免法令對於徵用範圍留有缺漏，亦符合法律明確性原則的要求，也對被徵用或徵收的人民財產有所保障。有關修法建議，或可參考美國 2002 年《公共健康安全與生物恐怖主義之預防及因應法》（Health Security and Bioterrorism Preparedness and Response Act of 2002）將所有防疫所需的的因應手段，統一用「醫療對應措施」（Medical Countermeasures）來規範。

　　醫療對應措施是美國聯邦政府為因應「911 事件」所制定，涉及化學、生物、放射及核威脅、傳染病，以及其他健康威脅之公共衛生緊急事件或戰場緊急情況，提供醫療對應措施所需的授權與資金[15]。該措施建立之初，是為因應反恐與國安威脅，直至 2006 年因卡崔娜颶風，才將醫療對應措施擴及至「所有災害」；並進一步促進生醫創新科技以強化醫療對應措施[16]。

　　美國針對公共衛生緊急事件的法制基礎，在過去 20 年來逐漸修法，相當完善。針對這次 COVID-19 的物資整備法制，依美國政府決策方式可參考以下四點[17]：

1. 優化管理架構，以增加防疫的應對效率。

2. 決策分類，將決策分為戰略、營運及行政決策，並標注各分類應由單一或多名決策者負責。

3. 善用數據分析，以因應環境的迅速改變，從而適應即時發生的事件。

4. 聚焦於有效性數據。

（二）緊急授權之裁量標準與程序

　　美國就緊急授權法制對於相關人員的權責以及裁量標準，皆有明文規定，值得參考。主要有以下四點：

1. 有關緊急授權的發動時機，根據《食品藥物及化妝品管理條例》第 564 條 (b)(1) 規定需有公衛緊急狀態，且經美國衛生部長（Secretary of Health and Human Service）加以認定 [18]。

2. 針對特定醫藥物資是否予以緊急授權，明定衛生部長必須諮詢衛生部應變司助理部長（Assistant Secretary for Preparedness and Response）、國家研究院院長以及疾病管制署署長的意見後，再作決定 [19]。

3. 有關緊急授權許可要件，該法要求衛生部長必須根據可得的證據加以判斷 [20]：

   (1) 有合理的理由相信該產品能夠有效診斷、治療或預防。

   (2) 特定疾病或狀況。

   (3) 已知及潛在的效益優於風險。

   (4) 沒有其他適當、經許可、且可得的替代產品可以診斷、治療或預防。

4. 確定緊急授權之後，該法要求衛生部長就後續風險告知與不良事件等設定合理條件，包括 [21]：

(1) 告知施用產品的醫事人員 FDA 有授權本產品的緊急使用及授權
    之用途;已知的風險及利益,以及有待進一步瞭解的風險與利
    益;其他替代產品及其風險與利益。
(2) 告知接受產品的民眾前開資訊,以及不使用的替代選擇。
(3) 監測與通報該緊急授權所導致不良事件的合理要件。
(4) 對製造商課予紀錄與通報的合理要件。

　　衛生部甚至建議業者製作給專業人員及一般民眾衛教單張,說明該
緊急授權產品的性質、風險、效益以及其他替代途徑,提供簡明易懂的
說明,落實知情同意的權利。這些授權要件及法定程序,都有助於提升
緊急授權之醫藥取得上市許可之安全與公眾信任。

(三)緊急授權之損害賠償責任豁免制度

　　有關緊急授權下的產品製造人損害賠償問題,美國設有損害賠償責
任豁免制度,值得參考。美國《公共緊急事態準備法》(Public
Readiness and Emergency Preparedness Act)允許衛生部長有權在有化
學、生物、輻射或核能災害時,針對有藥品許可證或有緊急授權醫藥對
應的物資製造、測試、提供或使用所導致的損害時宣布,除非能證明業
者是基於故意而造成其死亡或重大生理障礙,否則豁免聯邦法律和州法
律的損害賠償責任[22]。豁免的主體範圍包括[23]:
1. 美國聯邦政府。
2. 商品製造人及醫療應對措施的分配通路(distributors of covered
   countermeasures)。
3. 各級政府等資源整備方案的規劃者。

4. 為醫療應變措施開立處方、施用或配送之「符合資格之人員」。

5. 前開單位之受僱人。

由於相關人員均包括在豁免範圍，所以《美國聯邦食品藥物及化妝品管理條例》第 564(e)(1)(A) 條特別重視對於醫事人員及民眾的告知義務，除了使民眾可以自行衡量公衛上的危難及緊急程度與醫藥效益，在損害賠償法上也有自甘冒險而阻卻違法的效果。

即使是公衛緊急情勢所為之緊急授權，為了兼顧民眾的權益以及政府的負擔，聯邦政府也授權成立「醫療應對措施補償方案」（Countermeasures Injury Compen-sation Program) 補償前開人員因故意使用「緊急授權的醫療應對措施」而導致的「死亡或重大生理障礙」[24]。

WHO 建立的 COVAX 疫苗分配機制，在免費提供疫苗給資源缺乏的國家之餘，也成立基金補償因疫苗引起的嚴重不良反應，除了結合捐款以及來自富裕國家的資金，更史無前例地與保險公司合作，以保障民眾的利益[25]。

三、我國制度改革建議

從臺灣在口罩光榮動員的社會工程中，可以發現我國的《傳染病防治法》在平時儲備、資源調度的資訊與通路、流行疫情的徵收與徵用及禁止囤積與哄抬價格的全民防衛動員準備，法制上堪稱完備。

然而，有關防疫醫療物資緊急授權之法令依據，仍付之闕如。我國僅有《藥事法》第 48 之 2 條「因應緊急公共衛生情事之需要時，中央衛生主管機關得專案核准特定藥物之製造或輸入，不受查驗登記要求

之限制」的簡單授權。這個條文看似賦予衛福部食藥署極大的裁量權，在緊急授權 AZ 或 Moderna 等國際大廠進口疫苗上，或許尚無爭議，但倘若是國產的防疫物資，可否在尚未完成三期臨床試驗之前即提供民眾使用？倘若可以，審查標準為何？審查程序為何？又如何確保其可問責性？

相對地，美國在醫療緊急應對措施的相關法律中，明文規定公衛緊急狀況認定的標準、發布權限與程序，同時對於緊急授權（Emergency Use Authorization, EUA）之要件，規定衛生部長只要「基於可得的所有科學證據」、「有合理理由相信該產品對於導致緊急狀態之物質引起的疾病或症狀有效」、「考量緊急狀態的威脅，產品……已知和潛在利益大於已知和潛在風險」、「沒有適當的、經認可或可用的替代產品來診斷、治療或預防該疾病或症狀」時，「諮詢衛生部應變司長、國衛院院長、疾病管制中心主任」得緊急授權。這讓緊急授權的裁量，縱使不受查驗登記要求之限制，但仍然受到科學與專業的節制，也有助於提升全民的安全與信任。

此外，為了提高廠商加速研發疫苗的誘因，美國相關法律也允許部長有權在宣布緊急情況時，針對有藥品許可症或有緊急授權醫藥對應物資的製造、測試、提供、施用、使用所導致的損害，豁免聯邦及州法上的損害賠償責任，除非民眾能證明是業者故意造成其死亡或重大生理障礙。而產品後續對醫事人員與民眾的風險告知、不良事件的監測與通報、損害賠償責任的限制與補償，也有明文規定，這都有助於提升國家緊急授權醫藥取得上市許可的安全與信任。因此，相對於

我國目前僅有《藥事法》第 48 之 2 條的簡單條文規定，我們認為政府應立即採取包裹式修法的應對措施，迅速補強防疫物資緊急採購與緊急授權的決策程序與要件，建立指揮中心相關決策的可問責性，以利凝聚共識，儘速完成疫苗等防疫相關物資整備的醫療緊急應對措施法制基礎。

臺灣此次的防疫成果是來自 2003 年 SARS 疫情以來的反省與精進，絕非僥倖；這次口罩的光榮動員需要的法制架構建立在許多的幸運上：邊境防疫嚴格、相較於其他防疫物資的整備障礙較低，緊急製造相對單純，也比較沒有損害賠償的風險。但是若疫情需要呼吸器、疫苗或是藥品等更高階的防疫或醫療資源，則現行法制有許多需要補強之處──緊急授權的要件與決策機制、後續損害賠償或補償的處理等。

疫情下的物資整備需要在每一次的教訓中不斷檢討。臺灣因為有 2003 年 SARS 的經驗，所以在《傳染病防制法》的相關規定，就物資徵用與徵收的規範可謂相當完善；但是，在緊急生產、製造防疫物資之情形，卻欠缺相關法源依據，建議儘早建構法制及相關配套措施。

《藥事法》第 48 之 2 條緊急授權的標準、要件及程序，規範尚不明確，由於涉及民眾的健康安全與信任，或可參考美國相關法制，使法制基礎更加完備。又緊急授權的業者損害賠償責任，事涉民眾的權益與業者的配合意願，應該明定補償措施，並引進美國的豁免責任制度。

總結而言，資源的法制整備刻不容緩，若能參考各國經驗擷取所長，在非緊急狀況時，即能完成修法及相關配套措施的布局，方能在緊急時刻從容面對，並且隨時調整，不至落入緊急動員的窘困局面。

1 本文原始構想來自：雷文玫（2021年5月）。防疫共同體的物資整備——從我國口罩光榮動員經驗看下一波超前部署所需要的法制整備。月旦法學，312，23-45。經刊登後改寫而成。

2 參見 WHO 2022年1月24日的統計：https://covid19.who.int/（最後瀏覽日：2022年1月22日）。

3 如何讓本土口罩自給自足？一次「臺灣共同體」的強制與光榮總動員（3月16日）。端傳媒。取自：https://theinitium.com/article/20200317 -taiwan-mask-ten-million/（最後瀏覽日期：2022年1月24日）。

4 嚴文廷（2020年4月27日）。口罩國家隊的挑戰3個月產能增8.5倍 幕後祕辛：臺灣怎麼做到？產業升級可能嗎？。報導者。取自：https://www.twreporter.org/a/covid-19-mask-national-team-taiwan-can-help（最後瀏覽日期：2022年1月25日）。

5 參見《災害防救法》第2條。

6 《傳染病防治法》第20條責成主管機關及醫療機構充分儲備各項防治傳染病之藥品、器材及防護裝備，醫療機構並應自行預估防治動員30天所需求之防疫物資安全儲備量，並將計算基礎及參數報請地方主管機關核定。為了有效管理及調度上開防疫物資，衛福部建有防疫人力資料庫、防疫物資資料庫及防疫設施資料庫。該法也課予相關單位應指定專人管理防疫物資，定期通報儲備狀況之變動，地方主管機關並應定期查核防疫物資之狀況維護、更新及抽驗之義務，確保需要時這些防疫物資均足堪使用。參見《防疫物資及資源建置實施辦法》第9至15條。

7 工具機暨零組件公會，對手變隊友90天全記錄！口罩國家隊日產1600萬口罩「創罩奇機」（2020年5月11日）。未來城市@天下：https://futurecity.cw.com.tw/article/1419（最後瀏覽日期：2022年1月24日）。

8 同前註。

9 同前註。

10 同前註。

11 口罩供給滿，不織布廠商的下一步（2020年9月19日）。財訊。取自：https://www.wealth.com.tw/articles/5f4493d0-2359-4efb-9a7d-5ef9e1eb3d6a（最後瀏覽日期：2022年1月24日）。

12 參考《醫療器材管理辦法》。

13 請參考《醫療器材查驗登記審查準則》第14條。

14 《藥害救濟法》第3條及第4條。

15 Mark L. Shope（施明遠）。從公共衛生危機到國家安全意識——美國醫療對應措施立法之演進與分析。月旦法學雜誌，312，47。

16 同前註，59。

17 同前註，66-69。

18 《美國食品藥物及化妝品管理條例》第 564A (d) 條，21 U.S.C. 360 § bbb-3(b)(1)(C)。

19 《美國食品藥物及化妝品管理條例》第 564A(d) 條，21 U.S.C. 360 § bbb-3(c)。

20 《美國食品藥物及化妝品管理條例》第 564A(d) 條，21 U.S.C. 360 § bbb-3(c)。

21 《美國食品藥物及化妝品管理條例》第 564(e)(1)(A) 條，21 U.S.C. 360 § bbb-3(e)(1)(A)。

22 《美國公共緊急事態準備法》，42 U.S.C. 247d-6d(a)。

23 《美國公共緊急事態準備法》，42 USC § 247d-6d(i)(2)。

24 Retrieved from https://www.hrsa.gov/cicp 的說明。

25 WHO, New programme makes compensation available to eligible individuals in 92 low- and middle-income countries without need to resort to law courts. Retrieved from https://www.gavi.org/news/media-room/no-fault-compensation-programme-covid-19-vaccines-world-first (Accessed : 2022.01.24)。

第九章

疫苗的分配正義
——怎麼分配才公平？ [1]

雷文玖

全球在 COVID-19 疫情肆虐之下，如何降低傳染率、重症及死亡率？疫苗是抗疫的關鍵物資，讓全民接受預防接種，不僅可防止疫情擴散，也能減少醫療資源的使用、維持國家醫療體系的正常運作。政府除了要努力爭取疫苗，思考如何分配有限的疫苗，亦成為重中之重。不過，在回答「應該如何排序才公平」以前，當民眾各憑本事、明爭暗搶疫苗之際，更根本的問題在於：政府為什麼應該排序？人們為什麼應該遵守？

一、疫苗排序之必要性

疫苗排序的第一個理由是，有限的疫苗用在刀口上，才有最大效益。當疫苗短缺，無法滿足所有人的需求時，讓重症與死亡的高風險族群優先接種，疫苗可以發揮最大效用；讓維持社會重要功能之工作者優先接種，醫療與防疫體系才能繼續正常運作，上述兩個效益有助於醫療

體系不會因過多的確診者而崩潰，或者因醫事人員染疫而無法運作。

　　對疫苗施打對象進行排序，不僅可以讓有限的疫苗發揮最大效益，也有助於降低濫權，提高民眾願意團結抗疫的意願。在疫情蔓延、人人自危的情況下，要讓民眾願意遵守「對自己不見得有利」的疫苗接種排序順位，除了負責制定疫苗決策的政府以及負責施打的醫療機構不能濫用權限，偏袒有特權的 VIP 外，不同縣市的施打順序也必須一致，否則可能落入民眾為了爭取對自己有利的排序，跨縣市移動衍生傳播鏈，擴大了疫情範圍，造成不利於防疫的反效果。因此，要讓民眾遵守疫苗接種排序順位的決策，不僅考驗疫苗決策者治理風險的能力，也考驗民眾能否具備「人人為我，我為人人」防疫共同體的道德情操。

二、疫苗排序的公平性

　　然而，有排序，就有先後。此時，要說服民眾願意遵守規定，就必須讓民眾理解排序是公平的。WHO 對於疫苗不足，如何排序的公平性，認為應該考量幾種價值[2]：

　　首先，是促進福祉或效益，包含降低死亡率與疾病負擔，降低對經濟的傷害以及保護必要服務，包含醫護人員等等；其次，平等尊重，包含在決定先後順序時，平等考量所有族群的利益，並讓所有符合資格的族群都有能夠有合理的機會可以接受預防接種；第三，公平，包含確認各國疫苗排序對於因社會、地理位置、生理因素而處於弱勢的族群，能夠考量其脆弱處境，並設計有助於弱勢族群在符合資格時，有機會打到疫苗的接種計畫及基礎建設。第四，互惠原則，亦即那些為了他人承擔

更多風險的人，應該受到保護。

研究顯示高齡以及有慢性病的人感染 COVID-19 病毒的死亡率與重症率較高。[3] 因此，倘若就減少重症率及死亡率而言，讓高齡者及有慢性病的人優先接種較無爭議。不過，WHO 建議，基於互惠原則，應讓為了服務大眾而承擔更多風險的族群優先接種，醫事人員及防疫人員毫無疑義，那警察、消防員、捷運與公車司機等維持社會重要運作者呢？

即使可以依照風險排序，但由於職業別的認定標準及風險估算，相較於國人的年齡或健保的重大傷病病人更不容易認定，倘若在疫災發生前，沒有預先的調查與規劃，由於執行成本很高，即可能因為標準不客觀，而影響公平性。

除了不同的價值考量及執行的可行性，WHO 也提醒疫苗排序的目標，必須因應疫情發展以疫苗取得的豐沛程度而調整[4]。例如：當境內沒有確診個案時，疫苗應該根據供應的充足程度，依序優先給有高風險可能感染的醫事人員、機組人員等必要旅行者、邊境防疫人員或年長者；相對地，倘若疫情已經進入社區感染，那麼除了高風險醫事人員以外，應該依序給風險較高的年長者。

疫苗優先排序順位是一個複雜且涉及防疫專業的判斷，會隨著疫情、疫苗到貨量、疫苗品牌等因素而定，沒有絕對的標準答案；但是正因為沒有標準答案，所以疫苗排序決策的可問責性變得更為關鍵。

三、疫苗排序決策機制的可問責性

疫苗排序的公平性牽涉流行病學專業對於風險的計算，也牽涉對族

群風險的認定。然而，在時間緊急、流病資料又有限的情況下，倘若要民眾能夠信任整個決策過程本身是公平且可信賴的，就必須確保決策機制的具備可問責性。

當討論人民對政府產生信任危機時，英國哲學家奧尼爾（Onora O'Neil）提醒信任的重要性：假如我們無法相信任何人，將會終日惶惶不安，連日常生活都會寸步難行、難以維持；但她認為因應之道並非要求人民盲目地信任，而是尋找「值得信賴的證據」，去相信「值得信任（trustworthy）的政治或社會機制（institution）[5]，即是要強化決策機制的「可問責性」（accountability），提供足夠的證據或機制，讓民眾可以檢驗，以證明自己是值得信任的。

在疫情緊急之下，要民眾願意自我克制，禮讓排序在前的人，團結抗疫，不僅排序標準必須公平，決定排序的過程也必須值得信任。以下介紹英國和美國在疫苗政策上的可問責性機制，作為我國政策的建議。

四、他國經驗分析

（一）英美疫苗排序委員會的共通點：透明與多元參與

無論是常規疫苗或者是 COVID-19 疫苗，英國及美國的疫苗排序都是由諮詢委員會負責對衛生部提出建議。英國的委員會為 Joint Committee on Vaccination and Immunisation（以下簡稱 JCVI），美國的委員會為 Advisory Committee on Immunization Practices（以下簡稱 ACIP）。兩者的共通點是：均透過許多相同機制提高決策的透明度以

及參與討論的多元性：

1. 兩個委員會的網站內容非常豐富，其組織章程、人事組成、利益迴避規範等明確公開[6]，所有開會議程、會議資料以及所審酌的科學證據資料、討論紀錄等亦全部公開於網站上供民眾檢閱，會議也以 webcast 的方式在網路上公開，彰顯委員會追求公開透明的決心[7]。

2. 兩個委員會的人事組成，除了常見的醫療及公衛領域專業的委員之外，英國 JCVI 另設一名一般民眾，美國 ACIP 則有一位消費者代表，負責呈現一般大眾會有的疑慮和觀點。以美國 ACIP 的消費者代表為例，目前由法蘭妮‧史特朗恩基金會（Franny Strong Foundation）執行長 Veronica V. Nelly 律師所擔任，該基金會是她為了紀念因百日咳而逝世的女兒所創立，目的是期待能提升父母為孩子接種疫苗的警覺心與積極度，進而減少因疫苗而可預防的死亡。

　　為了促進委員會的多元參與，英國和美國的委員都有固定任期，英國 JCVI 由衛生部資深官員依據委員專長提名建議人選，再由內政大臣遴聘，任期每屆三年、至多連任三次，但照慣例最多兩次且不超過十年[8]；美國 ACIP 委員則由衛生部長根據委員的專長任命，每屆四年且不得連任[9]。為了讓經驗傳承下去，每屆委員會採交叉任期制，讓委員會每屆都有留任者可以重疊[10]；有委員出缺時，英、美兩個委員會也都開放給任何民眾檢具自己的經驗與專長來爭取遞補名額，強化多元參與。

（二）英國和美國疫苗排序委員會的差異

　　英國 JCVI 是直接對內政大臣負責，概念上屬於部會層級。根據 2009 年健康保護疫苗辦法（the Health Protection （Vaccination）

Regulations），衛福部長在下列五種情形時，均應該在合理程度內執行委員會所提出有關疫苗預防接種的建議（但是，當 JCVI 撤銷其建議時，該義務失效）：

1. 依據新疫苗接種方案或變更疫苗接種政策施打新疫苗；
2. 由 JCVI 本身所作成的決議，而非下設的次級委員會決議；
3. JCVI 的建議是回覆先前衛生部長的提問；
4. 其評估符合成本效益分析（cost-effectiveness）；
5. 接種政策與旅行或職業安全衛生無關。

美國的 ACIP 是依據《公共衛生服務法》第 222 條設置，主任委員及委員由衛生部長根據個人專長遴聘，除了負責向疾管署及衛生部提出建議，並提供給各州政府參考。會議紀錄除了公開於網站上，若疾管署及衛生部長採納 ACIP 的建議，會另行公告在疾管署每週發行的刊物 Morbidity and Mortality Weekly Report （MMWR），作為美國聯邦政府對於疫苗的官方建議。

美國 ACIP 尚包括 30 位專業團體代表，例如：小兒科醫學會、家醫科醫學會、內科醫學會、婦產科醫學會、助產學會等，這些專業團體代表負責從執行層面提供意見。另外，ACIP 在每次開大會以及會議投票前，會開放給大眾口頭評論或提供書面意見的環節，落實公眾參與。

（三）提高疫苗排序的可問責性：科學證據與透明說理

值得注意的是，儘管英、美兩國疫苗排序委員有類似的可問責性架構，但卻建議了不同的疫苗排序。關鍵在於美國 ACIP 與英國 JCVI 在疫苗接種排序順位的決策，對於是否考量職業別採取了不同的策略。美

國 ACIP 將第一順位定為醫事人員及長照住民與其照顧者，第二順位除了 75 歲以上高齡者，尚包括高風險且維持社會運作所必要之工作人員，因為其工作性質而難以與他人保持六英呎以上的社交距離，例如：警政、消防、郵務，以及在食品工廠與超市等場所工作[11]。

美國 ACIP 亦依據過往各類工廠爆發疫情的死亡率、工作密閉群聚的特性、少數族裔在這類人員的較高比例、網路民調對其優先順位的看法、優先接種的可行性與倫理性等資料，最終將其接種順序優先於 65 到 74 歲民眾之前[12]。

英國 JCVI 則在醫事人員、長照住民與其照顧者接種之後，直接讓 65 歲以上高齡者依照年齡高低優先接種；然後才是第六類「有足以提高死亡率或重症率的重大慢性病人」[13]。JCVI 認為，有關不同職業身分暴露在 COVID-19 病毒的風險差異，缺乏直接相關的科學證據，再加上高風險，且有必要的工作人員通常年齡較輕，如果是重大慢性病人即具優先順位，因此直接根據年齡以及是否有重大慢性病兩點來決定接種順序，是較為容易認定且公平，有助於疫苗的及早施打；而且及早施打的好處遠大於根據職業身分的風險區分接種順序所帶來的壞處，因此 JCVI 決議除了第一線的醫事人員職業別優先接種以外，其他職業身分並未列為優先排序順位。

由於建議的排序不一樣，除了前述的人員、組織與程序之外，說理及科學證據就更重要了。英、美兩個委員會在決定疫苗接種的優先排序順位時，除了允許公眾旁聽、公開詳細會議記錄外，也提供了相關的科學證據。以英國 JCVI 為例，英國政府在 2020 年 12 月 2 日緊急授權輝瑞疫苗（Pfizer-BioNTech, BNT）後，JCVI 即在 2020 年 12 月 30 日公

布對於疫苗施打優先排序順位的建議，而且同時公布三份科學數據[14]：

1. COVID-19 當時最新的流行病學資料、死亡率及住院率的人口及臨床風險因子。

2. COVID-19 所造成的健康不平等問題。

3. BNT、AZ 兩種疫苗的三期臨床試驗治療及不同預防接種方案潛在影響的數學模型。

即使先前已經慎重建議排序的優先順位，但一個能夠維繫民眾信任的疫苗排序委員會，必然也會持續隨著新的實證資料，而滾動式的調整。英國 JCVI 持續關注疫情所造成的健康不平等問題，以及會議紀錄所呈現的細緻說理，也值得為我國參考。JCVI 在 2020 年 12 月底公布全國疫苗接種順位的政策建議後，不斷監測並討論各族群的死亡率與重症率，也回應地方政府對於疫苗接種順位的諮詢，包括遊民能否優先接種疫苗？經研究後發現，遊民通常有多重嚴重慢性病，但因為沒有就醫紀錄，所以無從以第六類「重大慢性病人」的身分優先施打；JCVI 因此建議衛生部，只要是遊民均一律視同第六類重大慢性病人優先接種。同時 JCVI 也認為，由於遊民聯絡不易，在疫情期間正好因緊急安置而容易聯繫，甚至建議相關單位應該把握機會趁早完成第二劑的施打[15]。

此外，在英國原本的第六類「重大慢性病」中，也包含「重度學習障礙者」。JCVI 透過英國國民健康服務的資料庫調查後發現，有學習障礙的人死亡率較高，也發現這個族群有許多障礙常被低估；但是專業人員很難評估學習障礙的嚴重程度，因此建議只要在英國政府相關資料庫中有登記「學習障礙」的民眾，無論障礙的嚴重程度，均一律視同重大慢性病優先施打[16]。

JCVI 這些公開審酌的科學證據、透明討論和細緻說理，使得疫苗優先順位決策的公平性及科學性能夠被公眾檢驗，有助於提升決策可信賴度，並提高民眾信任和遵守疫苗排序順位的意願。

五、我國制度改革建議

　　目前我國有關疫苗排序決策程序唯一的規定，出現在《傳染病防治法》第 27 條第 4 項。該條規定「疫苗基金運用於新增疫苗採購時，應依據中央主管機關傳染病防治諮詢議之項目，依成本效益排列優先次序，並於次年開始編列經費採購。其相關會議應錄音，並公開其會議詳細紀錄。成員應揭露以下之資訊：「

1. 本人接受非政府補助之研究計畫及金額。
2. 本人所屬團體接受非政府補助之疫苗相關研究計畫及金額。
3. 所擔任與疫苗相關之事業機構或財團法人董、監事或顧問職務。」

　　然而，相較於英國和美國的法制，我國疫苗接種順位決策的透明度和可問責性，仍有許多可以補足之處。首先，我國傳染病防治諮詢會設置要點僅有八點，關於諮詢會可問責性的相關規定，僅規定了「置委員七人至十九人，任一性別比例不得低於三分之一，由本部部長就有關機關（構）代表及各該領域之學者、專家或民間公正人士聘（派）兼之，並指定其中一人為召集人。前項委員任期二年，期滿得續聘（派）之；委員出缺時，其繼任者之任期至原任期屆滿之日止；代表機關出任者，應隨其本職共進退。」然而，並沒有針對委員的專長、是否有專家以外之社會公正人士參與，作進一步規定。

其次，儘管《傳染病防治法》第 27 條規定「相關會議應錄音，並公開其會議詳細記錄」，但會議錄音是否可以提供大眾閱覽，不得而知。此外，至 2022 年 1 月 25 日公布的會議決議，通常僅公布「決議結果」，但看不出討論過程，遑論進一步的科學證據[17]。同時，迄今為止會議成員的組成也都是醫藥公衛背景的專業，而沒有如英國的常民代表，或是如美國的消費者代表，缺乏一般民眾的觀點以及多元參與[18]。

這次的疫情讓臺灣每一位民眾的命運緊緊相繫，在疫苗資源有限的情況下，民眾必須節制外出、忍受收入減少、店面不保的焦慮，各產業面臨前所未有的危機，在過去兩年間，只要出現疫情，民眾就細算指揮中心記者會每日公布的確診病例與死亡數，針對自己的行程與動線進行風險管理。

本文前述的分析希望說明，有限的疫苗應該如何排序，本質上考驗著民眾的團結意識與「我為人人，人人為我」的道德情操。因此，每一次接種順位的調整，都是一個強化全民道德實踐的機會：呼籲大家給為了我們冒險的醫護人員應有的疫苗保護、把長者們都當自己的爺爺奶奶來保護，並且疼惜為了維持社會運作必須堅守崗位的人們。

但是，這份道德實踐的信任基礎也很脆弱，在防疫成功之前，只能夠不斷地說理以及佐以科學證據，證明指揮中心的決策是值得信任的。為了維繫民眾對於指揮中心的信任，以及提高疫苗接種率，誠懇地建議當局應參考英、美的經驗，強化目前疫苗決策的多元參與、透明度與說理，讓指揮中心疫苗配置的決策能獲得更高的正當性與信任度也讓疫苗施打的過程，成為全民共同實現防疫共同體難得的經驗。

1　本文原始構想來自：原文「疫苗怎麼排序才符全體利益？英美不只機制透明，還要提出證據取信於民」（2021 年 6 月 16 日）。報導者。取自：https://www.twreporter.org/a/opinion-free-covid-19-vaccine-program-prioritize-which-group（最後瀏覽日期：2021 年 6 月 16 日）。經刊登後改寫而成。

2　WHO SAGE Roadmap for Prioritizing Uses of COVID-19 Vaccine in the Context of Limited Supply: An approach to inform planning and subsequent recommendations based on epidemiological setting and vaccine supply scenarios 16, July 2021

3　CDC COVID-19 Response Team(2020.03.27). Severe Outcomes Among Patients with Coronavirus Disease 2019 (COVID-19) - United States, February 12-March 16, 2020. MMWR Morb Mortal Wkly Rep., 69(12), 343-346. doi: 10.15585/mmwr.mm6912e2. PMID: 32214079; PMCID: PMC7725513.

4　WHO SAGE Roadmap for Prioritizing Uses of COVID-19 Vaccine in the Context of Limited Supply: An approach to inform planning and subsequent recommendations based on epidemiological setting and vaccine supply scenarios 16, July 2021.

5　Onora O'Neill (2018) Linking Trust to Trustworthiness, International Journal of Philosophical Studies, 26:2, 293-300, DOI: 10.1080/09672559.2018.1454637.

6　例如：2020 年 12 月英國 JVIC 網站所公開的資訊，包含：其成員、利益衝突規範、會議記錄、章程、過去所作決議與報告、研究建議以及對流感疫苗的建議，參見 JCVI 網站 https://www.gov.uk/government/groups/joint-committee-on-vaccination-and-immunisation（2022 年 1 月 25 日造訪）。美國 ACIP 則在網站上所公開的資訊亦然，參見 ACIP 網址 https://www.cdc.gov/vaccines/acip/index.htm（最後瀏覽日期：2022 年 1 月 25 日）。

7　參見 JCVI 網站 https://www.gov.uk/government/groups/joint-committee-on-vaccination-and-immunisation(2022 年 1 月 25 日造訪)。美國 ACIP 則在網站上所公開的資訊亦然，參見 ACIP 網址 https://www.cdc.gov/vaccines/acip/index.htm（最後瀏覽日期：2022 年 1 月 25 日）。

8　Joint Committee on Vaccination and Immunization(2013.06). Retrieved from https://assets.publishing.service.gov.uk/government/uploads/system/uploads/attachment_data/file/224864/JCVI_Code_of_Practice_revision_2013_-_final.pdf (Accessed : 2022.01.25).

9　Advisory Committee on Immunization Practices Policies and Procedures(2018.12). Retrieved from https://www.cdc.gov/vaccines/acip/committee/downloads/Policies-Procedures-508.pdf (Accessed : 2022.01.25).

10 同註 8 & 註 9。

11 Joint Committee on Vaccination and Immunisation: advice on priority groups for COVID-19 vaccination (2020.12.30). Retrieved from https://www.gov.uk/government/publications/priority-groups-for-coronavirus-covid-19-vaccination-advice-from-the-jcvi-30-december-2020/joint-committee-on-vaccination-and-immunisation-advice-on-priority-groups-for-covid-19-vaccination-30-december-2020 (Accessed : 2022.01.25)

12 *Id*.

13 Independent report, Joint Committee on Vaccination and Immunisation: advice on priority groups for COVID-19 vaccination (2020.12.30). (updated 2021.01.06) Retrieved from https://www.gov.uk/government/publications/priority-groups-for-coronavirus-covid-19-vaccination-advice-from-the-jcvi-30-december-2020/joint-committee-on-vaccination-and-immunisation-advice-on-priority-groups-for-covid-19-vaccination-30-december-2020 (Accessed : 2022.01.25)

14 Joint Committee on Vaccination and Immunisation: advice on priority groups for COVID-19 vaccination (2020.12.30). Retrieved from https://www.gov.uk/government/publications/priority-groups-for-coronavirus-covid-19-vaccination-advice-from-the-jcvi-30-december-2020/joint-committee-on-vaccination-and-immunisation-advice-on-priority-groups-for-covid-19-vaccination-30-december-2020 (Accessed : 2022.01.25)

15 Letter from the JCVI to the Health and Social Care Secretary on further considerations on phase 1 advice: 1 March 2021.Retrieved from https://www.gov.uk/government/publications/letter-from-the-health-and-social-care-secretary-on-covid-19-vaccination-phase-1-advice/letter-from-the-jcvi-to-the-health-and-social-care-secretary-on-further-considerations-on-phase-1-advice-1-march-2021 (Accessed : 2022.01.25)

16 Letter from the JCVI to the Health and Social Care Secretary: 23 February 2021. Retrieved from https://www.gov.uk/government/publications/letter-from-the-health-and-social-care-secretary-on-covid-19-vaccination-in-people-with-learning-disabilities/letter-from-the-jcvi-to-the-health-and-social-care-secretary-23-february-2021 (Accessed : 2022.01.25)

17 例如：衛生福利部傳染病防治諮詢會預防接種組 110 年第 1 次臨時會議紀錄 (110 年 2 月 8 日) 衛生福利部傳染病防治諮詢會預防接種組 110 年第 2 次臨時會議紀錄 (110 年 3 月 19 日)，及歷次會議記錄，均公布於 https://www.cdc.gov.tw/Category/MPage/FWEo643r7uqDO3-xM-zQ_g（最後瀏覽日期：2022 年 1 月 25 日）。

18 衛生福利部傳染病防治諮詢會預防接種組歷屆委員名單，取自：https://www.cdc.gov.tw/Category/Page/o-0MuvVols_b5jCYfuID-g（最後瀏覽日期：2022 年 1 月 25 日）。

打造防疫共同體
解析 COVID-19 醫藥、人權、大數據與前瞻政策

第十章
防疫的知識信任和建議信任問題

楊元傑、林映彤、嚴如玉

疫情危機中，臺灣政府和整體社會面臨到許多棘手問題，例如：如何強化邊境的防疫、提升疫苗的接種率、避免疫苗的可能傷害、進行防疫政策的滾動式修正與大眾說服，以及與病毒共存等等問題。其中，能讓防疫成功（無論怎麼定義成功）、串連並解決這些問題的關鍵因素之一，在於一般大眾與疫情專家之間的信任關係。因此，這樣的信任關係值得我們仔細分析和探討。

以接種疫苗為例。疫苗抵達臺灣的初期，官方建議優先施打疫苗的群體不一定願意相信專家的建議，甚而拒絕接種，讓疫苗無法發揮預期的群體免疫成效。而在自由民主社會中，考量公民的個人自由與權利，不會強制民眾接種。在此情況下，政府或專家該如何提升民眾對於疫苗的信任度，進而說服民眾接種、提升疫苗接種率？

2021 年 2 月《遠見雜誌》的民調結果顯示，臺灣民眾接種 COVID-19 疫苗的意願只有六成，低於國際水準。進一步詢問對疫苗的信心，有三成民眾質疑其感染預防力和安全性[1]。當然，對疫苗的質疑不是臺灣獨有的問題。2019 年世界衛生組織就將不信任疫苗列為全球健康的十大威脅之一。COVID-19 疫苗問世初期，AZ 疫苗在歐洲產生

血栓的相關疑慮，更增加臺灣民眾對疫苗的不信任。即使官員和公衛專家出面分析，並指出疫苗的副作用極為罕見，且接種的預防助益大於副作用風險，但在當時，民眾對於疫苗政策的信任並沒有因為專家的建議而提升[2]。

2021 年的下半年，雖然疫苗的接種率開始明顯提升，但是其他的防疫問題接踵而來，譬如：加強劑接種以及與病毒共存等議題。關於這些議題，民眾對專家政府的信任關係將直接影響到防疫的成敗。所以，問題的關鍵仍在於政府或專家學者團隊如何在作防疫決策時，同時提升民眾對防疫政策的信任？

一、國外理論與規範分析

（一）民眾對專家的信任

防疫中牽涉到的專家信任議題大致分為兩大類：一種叫作知識信任（epistemic trust），另一種則叫作建議信任（recommendation trust）。知識信任指的是一般人對於專家知識的信任，而建議信任指的則是一般人不只相信專家所生產的知識，還願意採納專家的建議而行動。哲學家馬修•班尼特（Matthew Bennett）特別針對 COVID-19 疫情提出關於信任的分析，他強調「知識信任」與「建議信任」必須分開處理[3]。

1. 知識信任

知識信任可簡單定義為「一個在特定知識方面不足的人，願意相信關於該知識權威專家所說的為真。」良好的知識信任基本條件包括：

(1) 相信：一般人相信專家所說的某特定知識為真，此條件會牽涉到某個確切且特定的信念或命題，例如：「戴口罩能有效降低染上 COVID-19 的風險」。這樣的確切命題也會蘊含明確的真假值驗證方式；

(2) 溝通：專家針對該知識對一般人進行有效的資訊溝通。這個條件也會牽涉確切的驗證方式，例如：我們能客觀驗證專家是否針對「戴口罩能有效降低染上 COVID-19 的風險」向一般人進行資訊溝通；

(3) 依賴：一般人願意依賴專家而相信該知識，此條件牽涉到脆弱性（vulnerability）的概念。當個人開始依賴他人的知識，也代表自己開始承受可能被他人誤導的風險，所以也可以說，要建立知識信任中的依賴關係，代表個人願意在無法自行確定的情況下，承受信任帶來的脆弱性風險。至於一般人願意承受此風險的可能理由，包括：專家的論述值得信賴、專家的權威性受到多數人依賴，或情感上對專家有依賴感等等。

(4) 信心：一般人對專家能力、性格與知識具有信心。例如：某人若認為專家在某件事情上有相應的能力，或認為專家是真誠的，即可能對專家有信心。

　　簡而言之，良好的知識信任有四要素：相信、溝通、依賴與信心[4]。我們可以舉個例子來更好理解何謂良好的知識信任。如果一個知識命題是「戴口罩能有效降低染上 COVID-19 的風險」，那麼一般人對於防疫專家產生良好知識信任的可能條件如下：

(1) 一般人相信專家所說的命題：「戴口罩能有效降低染上 COVID-19 的

風險」。

(2) 專家針對該知識，透過解說實驗數據或引用國外經驗，向一般人進行有效的資訊溝通。

(3) 因為專家展現前後一致的論述、政策且證實有效的數據，且專家展現出可靠的溝通模式，所以一般人願意依賴專家而相信「戴口罩能有效降低染上 COVID-19 的風險」。

(4) 因為專家的態度真誠誠懇、展現專業上的能力，且能勇於作出決策，所以一般人對該知識的專家有信心。

　　根據以上分析，接下來探討如何增進知識信任。在知識論與科學哲學的相關討論中，能有效增進知識信任的方式包含以下幾種：

(1) 增加知識的透明性以促進知識信任。以疫苗分配和疫苗施打的例子來說，如果能增加決策過程的透明性，讓公眾更瞭解制訂相關政策的程序和理由、詳細的科學證據和數據、成本效益分析或風險效益分析的計算法等等，便符合知識信任之「溝通條件」中的有效資訊傳遞。

(2) 維護專家的真誠性。專家在傳遞知識時，會影響公眾對於專家信任度的因素，包括：專家的言論是否有一致性（consistency）？是否曾有雙重標準？是否有欺騙或隱瞞的情形？這些都會影響到信心要素中的真誠性。

(3) 長期而言，必須透過教育來教導公眾關於科學知識生產的脈絡性，才以理性的方式提升一般人對專家的信心。這裡的脈絡性，初步從兩個面向來分析：一是設計科學實驗時所帶入的背景與價值預設，

例如：科學家是基於什麼樣的動機或目標來設計實驗的？二是詮釋實驗資料時所帶入的統計或理論預設，例如：是否帶入常態分布的統計預設或使用某個理論架構來詮釋資料？

這些脈絡細節往往會導致同一研究主題下多個科學實驗（包括同時期與不同時期的實驗），若只看結論，容易被誤解為這些實驗成果彼此相互矛盾。特別是當相關研究主題被政治化時，有心人士可能藉此操弄公眾對於科學研究的信任，刻意在公民社會中製造科學否認主義的風氣。又或者只挑對自己論述有利的片面科學研究成果來背書，刻意隱藏科學社群內對於相關實驗知識生產脈絡的專業評價。所以，有效增進知識信任方式在於強化公民的科學思辨與溝通素養，讓公民有能力從科學知識生產的脈絡性來進行思考、吸收與溝通科學資訊。

2. 建議信任

建議信任指的是民眾不只相信專家所生產的知識，還願意採納專家的建議而行動。換句話說，一個人可能在知識上「相信」專家對於疫苗的知識，但這樣的知識信任，不一定會促使他相信專家所提出的施打疫苗「建議」，而真的「行動」去接種疫苗。因為一般人要信任專家的建議而行動，需要滿足一項額外的條件：

他必須相信專家在作出建議時所根據的價值或利益，是他所認同和支持的價值或利益。[5]

那麼政府或專家要如何才能促進這樣的「建議信任」，讓民眾能配合相關的專業防疫政策呢？例如：政府要如何讓民眾產生建議接種疫苗的信任，讓應該接種疫苗的群體聽從建議而行動呢？

一般而言，增進建議信任的方式有兩種。第一種是讓公眾有充分的理由相信，自己的利益和所相信的價值會在政策制訂的過程中扮演重要的角色。其中一種可行的具體措施是由傳播學者詹姆斯•費許金（James Fishkin）提出的「審議式民調」（deliberative polling）方法[6]。傳統民調只採隨機抽樣和單向詢問，但審議式民調則是將民調結合審議式民主的討論和協商過程。此過程能讓隨機抽樣出的民眾面對面對談，並給予其充分資訊和指引進行討論，再進行決策民調。審議式民調能讓公眾意識到自己的利益和價值在政策制訂過程中受到重視，以此減緩對專家或政府的信任質疑。另一方面，此民調方式也能加強民眾對議題的知識，提升對專家論述的理解，並降低政府與民眾的衝突。

史丹福大學的審議式民主中心（Center for Deliberative Democracy）曾在世界各地針對爭議議題進行審議式民調。他們於 2009 年在歐洲進行氣候變遷和移民問題的審議式民調，經過隨機抽樣以及民主討論的程序後，參與的民眾代表因而能更瞭解相關議題和利弊得失。最終，經過審議過程的民眾對「政府應積極應對氣候變遷」的支持度上升了12%；而在政府應積極應對移民問題、將非法移民納入健康保險的議題上，支持度則上升了 8% 至 20%。另一個於 2011 年在南韓進行的審議式民調例子也顯示，經過審議過程的民眾，對相關爭議議題的支持度（對北韓進行人道救援）或不支持度（南韓是否應該發展核武），也顯著上升了 30% 左右。這些研究皆顯示審議過程有助於建立民眾對政府

或專家政策的信任，並凝聚社會共識。

此外，這樣的審議過程也能運用到 COVID-19 的疫情決策之中。在 2021 年，紐約醫學院（The New York Academy of Medicine）中的「評價與應用研究中心」（The Center for Evaluation and Applied Research or CEAR）為各國政策制定者撰寫了 COVID-19 疫苗分配的公眾審議式民調指引[7]。他們提出了疫情中公眾審議的基本原則和執行規範，譬如：專家應該如何在審議過程中，向民眾提供相關的專業背景知識。CEAR 認為透過這樣的審議過程，能夠促進政策的完善度和說服力，並以此增進群體的互信。

誠然，若時間有限（例如面臨到疫情嚴峻的緊急情況下），審議式民調的執行可能不太實際。因此班尼特認為還有第二種可以增加建議信任的有效方法：從公眾關係方面的認同感和多元性來著手。具體來說，政府和專家單位不應提出過於強硬的政策，甚至必須盡可能讓政策的敘述更加多元，以此讓不同立場的民眾能在政策中發現政府有顧及到他們所相信的價值。此外，政府和專家單位也應該盡可能在決策團隊中納入身分多元的成員，以此照顧到不同團體和族群的認同感。例如：若要給予原住民族群特定的政策建議，並讓此群體增加對政府或專家學者的建議信任，比較適當的作法是找到能讓原住民族群認同的宣導者以及溝通方式，而非採用全體民眾一體適用的普遍化溝通方式。

二、我國政策與規範改革建議

（一）如何增進民眾對專家的知識信任？

　　以臺灣疫苗分配指引為例，疾病管制署網站僅公開簡單的傳染病防治諮詢會預防接種組（ACIP）會議記錄，會議記錄中也只描述結論，缺乏討論過程和分配順序背後理由的詳細說明。此外，若是僅僅透過大眾媒體或記者會發表分配政策，可能會產生資訊過於簡化或不夠精確的問題。因此，衛福部或可仿效美國疾病管制與預防中心（CDC）預防接種組的溝通和宣傳模式，以直播或錄影的方式呈現疫苗分配或施打方式的專家討論會議過程，並上傳會議簡報或檔案，詳細公開疫苗相關的科學證據和倫理原則，以此讓其他領域的專家以及一般民眾都能夠主動參與瞭解現有疫苗分配和施打決策的討論過程和背後理據。這種提升透明度和參與性的作法應能促進這方面的專家信任[8]。

　　另外，教育公眾對科學知識生產脈絡性的認知與素養也是促進知識信任的關鍵一環，這種科學溝通與教育的實際作法包含許多面向。例如，衛福部疾管署在 2021 年 4 月 20 日上線的疫苗保護力影片[9]，就是很好的公眾科學素養的教育示範。影片點出各疫苗的臨床試驗方法不同，所以不能去掉脈絡，直接把不同試驗方法的數據拿出來比較。這就是很好的政策溝通模式，可以避免有心人士藉此政治操作，鼓吹民眾不要相信疫苗專家。

（二）如何增進民眾對專家的建議信任？

　　面臨疫情嚴峻，在時間有限的緊急情況下，最有效提升建議信任的方法就是將多元的利害關係人（stakeholders）直接納入專家政策的決策過程，讓決策過程的思考確實納入相關利害關係人的視角與經驗，並將此決策過程積極地對民眾宣傳。例如：想要說服航空機組員接種疫苗，有效的方式就是將相關人員納入疫苗接種的決策小組，即可以更快速地找到相關群體在乎的價值與利益。

　　同時，政府和專家團隊一樣可以藉由增加專業討論與決策的透明度，例如：線上直播或公開文件等方式，建立更好的公眾形象和認同感，讓民眾相信進行決策的專家們確實有照顧到他們的需求與困難。畢竟，建議信任的關鍵即在於一般人是否認為專家「真的是站在他們這一邊」或「用他們聽得懂的方式溝通」，如果有這樣的認同感，才會有更高的意願聽取建議，願意配合防疫措施。例如：如果在臺灣想要說服移工或新住民群體配合相關防疫建議、促進建議信任的話，政府應該作的是找到能讓移工或新住民有認同感的溝通方式或溝通者，而非採取一體適用於全體民眾的普遍化溝通方式。

　　在疫情較和緩、防疫急迫性較低的時期，政府也可更有餘裕地採取需要較長時間的審議式民調方式，以增進建議信任。例如：政府或可採用先前提到的紐約醫學院「評價與應用研究中心」所建議的疫苗分配審議模型，來進行各式關鍵的疫情決策溝通，包括後疫情時代的各種難題，譬如：是否與病毒共存？是否必然要追求病例清零？以及是否應採

用疫苗護照來限制部分民眾的活動？透過審議的方式，民眾更能認識爭議較大的議題，並藉此溝通專家知識和凝聚民眾共識。

綜上所述，知識信任指的是一個在特定知識方面不足的人，願意相信關於該知識之權威專家所說的為真。建議信任則是在建立知識信任以外，還需讓一個人相信專家在作出建議時所根據的價值或利益，是其所認同和支持的價值或利益。增進知識信任的主要方式，包括：增加知識的透明性、維護專家的真誠性，以及教導公眾關於科學知識生產的脈絡性。增進建議信任的主要方式，則包括：審議式民調以及公眾關係中的認同感和多元性。

以上述知識信任和建議信任的分析，應用在臺灣政府的防疫政策上，本文提出幾點建言：

1. 在防疫政策上，臺灣政府應持續增加政策制訂的透明度（可參考美國 CDC 的網站以及會議直播等模式）、專家的真誠性，以及教導公眾關於科學知識生產的脈絡性，以增進民眾對防疫專業知識的信任。例如，在介紹疫苗實驗數據時，若能仔細講解各種疫苗臨床試驗的不同方法，同時強調科學知識產生的脈絡性，則更能促進一般民眾對於科學專家與科學知識的信任。

2. 臺灣政府應採用具有族群包容性和多元性的政策宣導方式，或是增加專家團隊成員社會群體身分的多元性，以增加公眾聽取專家建議而行動的意願。例如，若必須更有效說服移工或新住民群體配合相關防疫建議，政府應找到能讓移工或新住民有認同感的溝通方式或溝通者，而非採取一體適用的溝通方式。

打造防疫共同體
解析 COVID-19 醫藥、人權、大數據與前瞻政策

3. 臺灣政府可在疫情較和緩或面臨後疫情時代的防疫難題時，採用審議式民調來增加民眾的參與度和信任感。例如，可採用文章中提到的疫苗分配審議模型，來進行各式關鍵的疫情決策和溝通，譬如如何與病毒共存等議題。

　　防疫社會中最關鍵的問題之一，在於如何讓民眾信任專家學者團隊作出的防疫決策。期許本文能提供一個初步的檢視，以促進防疫時期專家學者團隊與一般民眾之間的信任關係，進而維持成功的防疫政策。

註釋

1 新冠疫苗將抵台，你打或不打？《遠見》調查：僅六成民眾願接種。取自：https://www.gvm.com.tw/article/77926。

2 丹麥停打 AZ 查核中心：專家指臺灣不能直接類比。取自：https://www.cna.com.tw/news/ahel/202104150358.aspx。

3 Matthew Bennett(2020).Should I Do as I'm Told? Trust, Experts, and COVID-19. Kennedy Institute of Ethics Journal,30(3),243.

4 McCraw, B. W.(2015). The Nature of Epistemic Trust. Social Epistemology,29(4),422.

5 Matthew Bennett(2020). Should I Do as I'm Told? Trust, Experts, and COVID-19. Kennedy Institute of Ethics Journal, 30 (3), 252.

6 James Fishkin(2009). When The People Speak: Deliberative Democracy and Public Consultation. Oxford: Oxford University Press.

7 Conducting a Virtual Public Deliberation on Covid-19 Vaccine Distribution: Sample Guidance & Tools. Retrieved from https://www.nyam.org/publications/publication/conducting-virtual-public-deliberation-covid-19-vaccine-distribution-sample-guidance-tools

8 關於臺灣疫苗分配原則的合理性與透明度問題之詳細分析，可參見筆者於《北市醫學雜誌》所發表的專論「新冠肺炎疫苗的分配正義：臺灣疫苗分配模式之分析」。取自：http://dx.doi.org/10.6200%2fTCMJ.202010%2fPP.0028。

9 「防疫大作戰——疫苗保護力（陳宜君醫師）」YouTube 影片。https://www.youtube.com/watch?v=sVZ7k7GGzhs&t=8s。

打造防疫共同體
解析 COVID-19 醫藥、人權、大數據與前瞻政策

第三卷
大數據下的真實世界

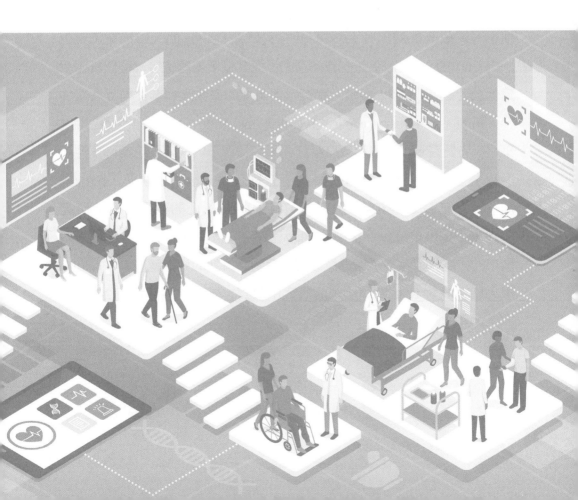

第十一章
COVID-19 防疫措施的成效 [1]

梁立霖、吳俊穎、高健哲、何秀榮

　　2019 年 COVID-19 疫情爆發以來，政府一直設法在拯救經濟與生命間取得平衡，為了阻斷病毒傳播，推行許多相關政策，例如：旅遊限制、社交距離等 [2,3,4]。然而，這些防疫措施不可避免地影響民眾的就業與經濟活動，於是施政重點逐漸轉向提升疫苗覆蓋率，以求盡早結束疫情影響。截至 2022 年 1 月 30 日止，全球共有 61% 的人口接種過至少一劑 COVID-19 疫苗；然而許多國家，尤其低所得國家，其疫苗覆蓋率遠低於此數字 [5]。在大多數人都能獲得有效的藥物與疫苗之前，非藥物介入措施（Non-Pharmaceutical Interventions, NPI）仍是減緩疫情的關鍵策略。在此背景下，瞭解政府措施在不同情況下的成效，有其必要性。

　　本文旨在調查各種 NPI 與疫苗施打政策（以下統稱為「防疫措施」）在延長 COVID-19 個案倍增時間（DT）上的效果。目前研究 COVID-19NPI 的文獻都集中於 2020 上半年，如：Hsiang 等人發現六個國家的防疫政策減緩了病毒從最初爆發到 4 月初的傳播速度 [6]；Flaxman 等人則在針對 11 個歐洲國家的研究中證實，防疫政策減緩了 2 月到 5

月初的疫情傳播[7]；Islam 等人檢驗 149 個國家自疫情首次爆發以來至 5 月為止的防疫措施[8]；Brauner 等人評估 2020 年 1 月至 5 月間 34 個歐洲國家與七個非洲國家 NPI 的有效性[9]；而 Haug 等人針對 2020 年 3 月至 4 月實施的全球性 NPI 的有效性[10] 進行研究；其他研究則檢視 2020 年春季各種 NPI 的影響[11、12、13、14]。最近更有學者根據英國[15]、美國[16]、義大利[17] 與中國[18] 的流行病學模型模擬出 NPI 與疫苗普及的綜合影響。此外，有研究顯示大規模的疫苗接種顯著降低了以色列[19] 與蘇格蘭[20] 的 COVID-19 感染率與住院率。

2020 年 6 月之後，新冠病毒在全球呈指數級傳播，而各國制定的 NPI 則受當地政府效能與情境的影響[21]。在現有的 NPI 研究基礎上，本研究團隊擴大調查了政策實施的時間與範圍，使用 137 個國家自 2020 年 1 月至 2021 年 6 月（共 18 個月）每天的資料。在這段期間內，防疫措施的規模與強度都有所改變，各式疫苗接種計畫被引入了許多國家，政府效能如何影響政策成效則有待觀察。

本文旨在瞭解：一、NPI 與疫苗施打的相對效果；二、防疫措施的效果如何隨時間改變，以及跨國之間的差異。而依過往研究指出，政府效能與 COVID-19 的死亡率呈現負相關性[22]。在本文中，研究團隊進一步探討不同疫情階段和政府效能對防疫措施的影響，值得注意的是，本分析是根據各國的真實數據進行分析，而非透過模擬不同情境來產生結果。因此，團隊的研究成果可作為政策制定者決策時的參考。

一、NPI 與疫苗施打的相對效果

（一）數據收集與研究樣本

本研究團隊在 2021 年 6 月 19 日從三個開放取用的資料庫中收集研究數據，分別是：牛津大學 COVID-19 政府因應政策紀錄（OxCGRT）[23]、世界發展指標[24] 與世界治理指數[25]。由於近期的數據並不完整，因此團隊使用了 2020 年 1 月 1 日至 2021 年 6 月 13 日的數據，調查的都是三個資料庫中有數據記錄的國家，並排除以下國家或地區：

1. 截至 2021 年 6 月 13 日為止，確診病例數少於 600 例者；

2. OxCGRT 中數據缺失超過 90 天者；

3. 人口少於 100 萬者；

4. 少於 40 個 DT 變量觀測值者。

最後，選用 137 個國家中，自國內第一例病例出現以來總共 42,102 個國家天數 (country-day) 的面板數據，研究中所採用的各國數據最後日期，則因 DT 而異。

（二）個案倍增時間計算

COVID-19 病例 DT 的定義為累計病例數翻倍所需的天數。與病例數相比，研究團隊著重於 DT 的變化，因為這項數據更能反映出政策干預的延遲效應。DT 是由各別國家每天計算，直到最近一次病例數翻倍的結果，已超過了 2021 年 6 月 13 日的病例數。舉例：美國的第一筆 DT 數據，第一個病例出現在 2020 年 1 月 22 日；病例數在 2020 年 12

月 15 日為 16,837,160 件,其**翻倍值**（33,674,320）超過了 2021 年 6 月 13 日的病例數（33,461,982）。因此,本團隊採用美國自 2020 年 1 月 22 日至 12 月 15 日,一共 328 個天數的數據。為了計算 DT 變量,團隊從 OxCGRT 資料庫中收集與每日病例數相關的數據,最終採用各國從 46 至 488 筆不等的觀測數據。因為 DT 有所偏差,團隊對變量作對數轉換,以進行迴歸分析。

（三）各國防疫政策數據

與 COVID-19 相關的政策數據,是由牛津大學布拉瓦尼克政府學院所建立的 OxCGRT 綜合型資料庫收集而來[26]。該資料庫提供系統性的方法,以比較各國政府每日的防疫政策。資料庫中提供的 18 項防疫政策指標,分屬三個面向:封城措施、經濟措施與公共衛生措施[27]。在封城措施中,團隊使用六項指標,即:學校停課、工作場所關閉、公共活動取消、聚會規模限制、外出限制和國際旅遊限制[28];也使用公衛措施中的五項指標,分別是:防疫宣導、篩檢政策、疫情調查、口罩令與疫苗施打政策[29]。

自 2020 年 1 月 1 日以來,OxCGRT 每日紀錄 186 個國家的指標,按 0-2、0-3、0-4 或 0-5 的順序尺度（ordinal scale）給出數值。數值為 0,表示該國並未實施相關政策,數值越高,表示政策越嚴格或強度越高。以學校停課為例:數值 0 表示「未採取措施」,1 表示「建議停課」,2 表示「要求部分學校停課」,3 表示「要求所有學校停課」。在本研究大部分的指標中,0 至 1 的政策級數被視為對照組。此外,團

隊將防疫政策的及時性列入考量，即第一個死亡病例至第一個防疫措施被實行的時間差。在 OxCGRT 資料庫中更記錄了每日死亡人數。

（四）政府效能數據

　　與政府效能相關的數據收集自全球治理指標網站。該網站自 1996 年以來每年記錄 214 個國家和地區六個面向的治理指標，包含：政府效能、監管品質與貪腐的控制等 [30]。這些指標由布魯金斯學會的自然資源與環境管理研究所與世界銀行的學者共同建成。

　　團隊在研究中使用 2019 年的政府效能數據，該得分衡量了國家的公共服務品質、公家機關的品質與其獨立於政治壓力的程度、政策制定與實施的品質和政府在履行這些政策的公信力 [31]。該指標數值的範圍是 -2.5 至 2.5，分數越高，表示效率越高。為了便於解讀迴歸係數，團隊將分數乘以 10。2019 年，政府效能得分最高的三個國家為新加坡、瑞士與丹麥。

（五）國家特徵數據

　　本研究使用的國家特徵變量為總人口數（對數）、65 歲或以上人口的百分比（％）、人口密度（每平方公里有幾百人）、全民健康覆蓋指數（Universal Health Coverage）（0 至 100）、人均國內生產毛額（依各國購買力平價調整，並以現值國際元計算），以及由傳染病、生產、懷孕或營養狀況引起的死亡率。研究團隊從世界發展指標資料庫 [32] 收集了截至 2019 年為止，最新可用年分的數據。此外，為了將氣溫與文化差異等地理因素納入模型，團隊使用了六大洲的指標，分別是歐洲、非

洲、亞洲、北美洲、南美洲與大洋洲。

（六）隨機效應增長曲線模型與間斷時間序列分析

這項評估的主要挑戰是不同的 NPI 在同一時間並行，或者是在不同時間點以不同的強度被施行，且政策在實施後往往會被修改或取消。此外，要找到並未實施任何防疫政策的國家作為對照組並非易事。

為了解決這些問題，團隊將隨機效應增長曲線模型（random-effect growth-curve model）與間斷時間序列分析（nonstandard interrupted time series analysis, ITSA）相結合。增長曲線模型又稱潛在軌跡模型，是一種分析縱貫性數據（longitudinal data）的多層次方法[33]。而 ITSA 是一種準實驗研究設計，具有潛在的高度內部有效性[34]。團隊應用增長曲線模型來預測各國 DT 在沒有政策干預情況下的軌跡，並應用 ITSA 來預估政策效果。為了能夠評估各國不同的軌跡，團隊納入了國家特定的隨機截距和隨機時間係數或隨機斜率。隨機截距和斜率可以分別得到基線 DT 的差異和與各國共同趨勢的偏差。引入隨機效應的優點是可以考慮到特定國家無法觀察的因素，如：病例數的系統性漏報等。

根據 ITSA，研究團隊使用每個國家在實施防疫政策前的數據作為反事實，並將任何干預期間產生的變化歸因於政策效果。在標準的 ITSA 中，政策變量通常採用二元變數（0 或 1）的形式來表示實施防疫政策後的時期，因此本團隊創建了一組獨特的變數以得到政策干預的動態，從而進一步擴展 ITSA。團隊利用 OxCGRT 資料庫，計算特定政策以特定強度開始實行以來的天數，當在某個日期沒有採取防疫政策時，相應的政策變數則為 0，這種方法使團隊可考量政策的取消，並且以此

得知政策的動態。

　　這項評估的主要意義是得出政策變數的係數。在防疫政策的推行下，COVID-19DT 的每日百分比變化，也就是相應政策的成效。團隊使用最大概似估計法進行估計，並未預先假設任何隨機截距與隨機斜率的變異數共變異數矩陣的特定結構，而在計算標準誤差時，允許組內（國內）的相關性，所有計算皆採用 Stata 16 軟體。

（七）各式政策效果的次群體分析

　　在不同的疫情發展階段，政策的成效都可能有所改變。因此，研究團隊按照以下病例數閾值定義不同疫情階段，並進行次群體迴歸分析：<5,000、<20,000、<80,000、<320,000 和 <1,280,000 例。此外，為了探討防疫政策的成效是否因政府效能而異，團隊將國家等分為高、中、低政府效能三組（N=46、45、46），並進行次群體迴歸分析。

二、防疫措施的效果如何隨時間改變，及跨國間的差異

（一）防疫政策與個案倍增時間的關聯性

　　圖 1 描述了不同防疫政策與個案倍增時間的關聯性。由圖中可見，最有效的政策是疫苗施打、非必要工作場所的全面關閉，與部分的學校停課。這些政策每實施一天，DT 就會增加 1.96%、1.41% 與 1.38%。此外，在政府效能較低、人口數較多、人口密度較高與人均國內生產毛額較高的國家中，個案倍增時間較短。而與歐洲國家相比，澳洲、紐西

蘭等大洋洲國家的 DT 較長。

（二）防疫政策與個案倍增時間的關聯性，因疫情發展階段而異

次群體迴歸分析的結果顯示，多數防疫政策（除疫苗施打）在疫情初期的效果比疫情後期好。圖 2 描繪了幾個例子：個案數低於 5,000 時，每（全數）關閉學校與工作場所一日，個案倍增時間可延長 0.77% 與 3.84%；然而，當個案數達到 1,280,000 時，延長 DT 的效果便只剩每日 0.38% 與 1.58%。值得注意的是，疫苗施打是疫情後期最有效的措施，其每日對延長 DT 的影響效果介於 1.51% 與 3.04% 之間。

（三）防疫政策與個案倍增時間的關聯性，因政府效能而異

本研究團隊進一步探討政府效能高、中、低的國家組別在推行防疫政策時，對延長 DT 的效果是否相異（圖 3）。在政府效能高的國家中，疫苗施打是最有效的防疫措施（2.65%）；其次為全面關閉工作場所（2.05~2.89%）。對政府效能中度與低度的國家而言，最有效的措施是工作場所的全面關閉，這能將 DT 分別延長 1.25% 與 1.16%。

（四）模型驗證

團隊比較了預測與實際觀察的 DT 軌跡，以驗證此模型。圖 4 顯示四大洲中病例數相對較高的國家的預測 DT。在 137 個國家中，預測與實際觀察的病例 DT 的相關係數為 0.81，顯示出良好的預測準確性。

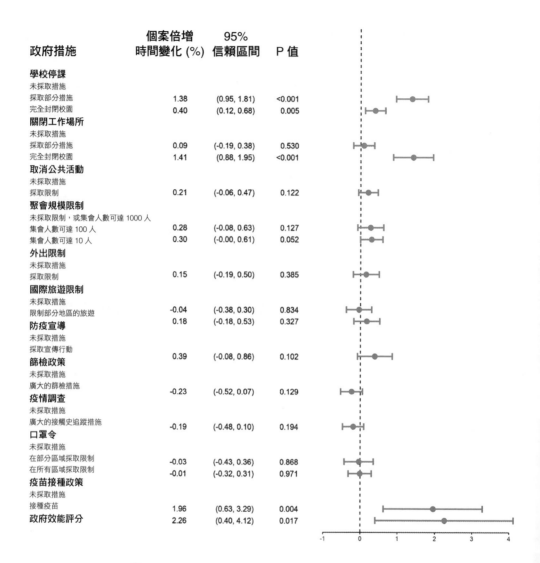

政府措施	個案倍增 時間變化 (%)	95% 信賴區間	P 值
學校停課			
未採取措施			
採取部分措施	1.38	(0.95, 1.81)	<0.001
完全封閉校園	0.40	(0.12, 0.68)	0.005
關閉工作場所			
未採取措施			
採取部分措施	0.09	(-0.19, 0.38)	0.530
完全封閉校園	1.41	(0.88, 1.95)	<0.001
取消公共活動			
未採取措施			
採取限制	0.21	(-0.06, 0.47)	0.122
聚會規模限制			
未採取限制，或集會人數可達 1000 人			
集會人數可達 100 人	0.28	(-0.08, 0.63)	0.127
集會人數可達 10 人	0.30	(-0.00, 0.61)	0.052
外出限制			
未採取措施			
採取限制	0.15	(-0.19, 0.50)	0.385
國際旅遊限制			
未採取措施			
限制部分地區的旅遊	-0.04	(-0.38, 0.30)	0.834
防疫宣導			
未採取措施			
採取宣傳行動	0.18	(-0.18, 0.53)	0.327
篩檢政策			
未採取措施			
廣大的篩檢措施	0.39	(-0.08, 0.86)	0.102
疫情調查			
未採取措施			
廣大的接觸史追蹤措施	-0.23	(-0.52, 0.07)	0.129
口罩令	-0.19	(-0.48, 0.10)	0.194
未採取措施			
在部分區域採取限制	-0.03	(-0.43, 0.36)	0.868
在所有區域採取限制	-0.01	(-0.32, 0.31)	0.971
疫苗接種政策			
未採取措施			
接種疫苗	1.96	(0.63, 3.29)	0.004
政府效能評分	2.26	(0.40, 4.12)	0.017

✺ 圖 1 防疫措施與個案倍增時間 (DT) 的關聯性

打造防疫共同體
解析 COVID-19 醫藥、人權、大數據與前瞻政策

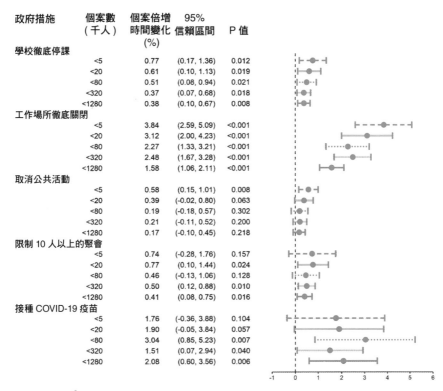

政府措施	個案數 （千人）	個案倍增 時間變化 (%)	95% 信賴區間	P 值	
學校徹底停課					
	<5	0.77	(0.17, 1.36)	0.012	
	<20	0.61	(0.10, 1.13)	0.019	
	<80	0.51	(0.08, 0.94)	0.021	
	<320	0.37	(0.07, 0.68)	0.018	
	<1280	0.38	(0.10, 0.67)	0.008	
工作場所徹底關閉					
	<5	3.84	(2.59, 5.09)	<0.001	
	<20	3.12	(2.00, 4.23)	<0.001	
	<80	2.27	(1.33, 3.21)	<0.001	
	<320	2.48	(1.67, 3.28)	<0.001	
	<1280	1.58	(1.06, 2.11)	<0.001	
取消公共活動					
	<5	0.58	(0.15, 1.01)	0.008	
	<20	0.39	(-0.02, 0.80)	0.063	
	<80	0.19	(-0.18, 0.57)	0.302	
	<320	0.21	(-0.11, 0.52)	0.200	
	<1280	0.17	(-0.10, 0.45)	0.218	
限制 10 人以上的聚會					
	<5	0.74	(-0.28, 1.76)	0.157	
	<20	0.77	(0.10, 1.44)	0.024	
	<80	0.46	(-0.13, 1.06)	0.128	
	<320	0.50	(0.12, 0.88)	0.010	
	<1280	0.41	(0.08, 0.75)	0.016	
接種 COVID-19 疫苗					
	<5	1.76	(-0.36, 3.88)	0.104	
	<20	1.90	(-0.05, 3.84)	0.057	
	<80	3.04	(0.85, 5.23)	0.007	
	<320	1.51	(0.07, 2.94)	0.040	
	<1280	2.08	(0.60, 3.56)	0.006	

☀ 圖 2 防疫措施與個案倍增時間的關聯性：按照疫情階段

政府措施	政府效 能評分	個案倍增 時間變化 (%)	95% 信賴區間	P 值	
學校部分停課					
	高	1.63	(0.89, 2.36)	<0.001	
	中	1.15	(0.38, 1.92)	0.004	
	低	0.70	(-0.02, 1.43)	0.058	
工作場所徹底關閉					
	高	2.05	(1.20, 2.89)	<0.001	
	中	1.16	(0.09, 2.23)	0.034	
	低	1.25	(0.22, 2.29)	0.017	
取消公共活動					
	高	0.54	(0.17, 0.91)	0.004	
	中	0.43	(-0.06, 0.91)	0.087	
	低	-0.04	(-0.44, 0.35)	0.836	
限制 10 人以上的集會					
	高	0.76	(0.34, 1.18)	<0.001	
	中	0.15	(-0.32, 0.62)	0.529	
	低	-0.35	(-1.02, 0.32)	0.306	
外出限制					
	高	0.75	(0.10, 1.40)	0.023	
	中	0.20	(-0.17, 0.57)	0.291	
	低	0.04	(-0.42, 0.51)	0.849	
接種 COVID-19 疫苗					
	高	2.65	(0.56, 4.75)	0.013	
	中	1.73	(-0.86, 4.32)	0.191	
	低	0.31	(-1.39, 2.00)	0.722	

☀ 圖 3 防疫措施與個案倍增時間的關聯性：按照政府效能

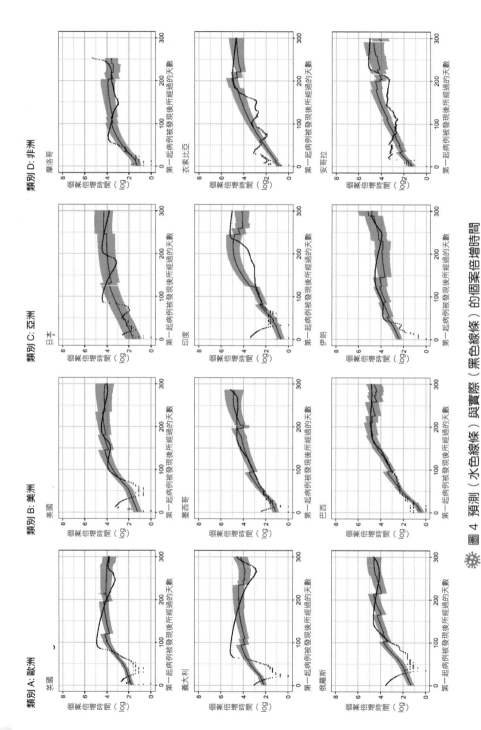

類別 A: 歐洲   類別 B: 美洲   類別 C: 亞洲   類別 D: 非洲

圖 4 預測（水色線條）與實際（黑色線條）的個案倍增時間

打造防疫共同體
解析 COVID-19 醫藥、人權、大數據與前瞻政策

三、討論

　　整體樣本的結果顯示，疫苗施打是延長個案倍增時間最有效的措施，其次是關閉工作場所與學校。在所有的疫情階段，工作場所與學校的關閉都與個案倍增時間呈正相關。在政府效能較高的國家，大多數防疫政策都有效；而在政府效能較低的國家，只有關閉工作場所可延長個案倍增時間。

　　臨床證據[35、36]指出，疫苗對於抑制 COVID-19 病毒傳播十分有效，而此證據與本研究的結果一致。在疫苗政策實施之前，學者們發現封城類型的 NPI 在減少病毒傳播的成效比公共衛生（如：口罩令）的 NPI 更高[37、38、39]。本文進一步納入疫苗接種政策，發現疫苗政策的邊際效果超越這些 NPI。然而，這並不表示光靠疫苗施打就能單獨抑制 COVID-19 的傳播；相反地，團隊對研究結果的解釋是：疫苗施打或許在某個程度上可幫助縮短 NPI 實施的時間，且將個案數成長維持在可控範圍。一些探討疫苗覆蓋率與 NPI 的模擬分析表明，疫苗政策結合社交距離措施，將可達到最理想的疫情控制效果[40、41、42]。

　　值得一提的是，只有在政府效能高的國家，疫苗政策對延長 DT 的效果才會顯著呈現在統計上，這可能是因為在政府效能較低的國家中，疫苗的覆蓋率較低。本團隊從用「數據看世界」（Our World in Data）[43]資料庫收集，並計算了截至 2021 年 6 月 13 日為止，在 82 個國家中曾接種過至少一劑疫苗的人數，在政府效能高、中、低的國家，疫苗覆蓋率的中位數分別是 44%、13% 與 5%，可見其差異之懸殊。從團隊最近的研究更可看出，只有在疫苗覆蓋率達到 8% 之後，才能有效降低致死

率[44]，而為了減少 COVID-19 病毒在總人口中的傳播，政府至少須將疫苗覆蓋率提升至最低標準。

在所有被納入研究的 NPI 當中，關閉工作場所與學校，在疫情所有階段都與 DT 呈正相關。這兩者的效果也在其他同樣使用 OxCGRT 資料庫，並採用不同方法的跨國研究中得到證實[45,46,47,48]。此外，團隊發現取消公共活動和限制十人以上的聚會，在疫情的早期階段有效，這也和先前研究的結果一致[49,50]。學者們強調，越早實施防疫政策，越能抑制 COVID-19 的傳播[51,52,53,54]。團隊研究的長期數據顯示，NPI 有效性下降的趨勢，正好能印證此論點。民眾是否遵守防疫措施，也會影響其效果[55]，因此在疫情後期階段，相關政策成效下降的原因可能與疫情疲勞有關[56]。

然而，圖 2 並不包含邊境關閉、防疫宣導與口罩令等防疫措施。實際上，在個案數少於 5,000 時，這些政策也會與延長 DT 相關。許多研究表明，在 2020 年第一波感染擴散時，邊境限制與防疫宣導的策略在減少 COVID-19 傳播非常有效[57]，而國際移動限制在抑制疫情的成效，卻十分短暫[58]。

本研究發現，在控制各項防疫政策的實施後，較高的政府效能與延長 DT 呈現統計上的顯著關係，說明政府效能在國家之間的差異扮演著關鍵角色。最重要的是，儘管所有防疫措施在政府效能較高的國家都是有效的，但在效能較低的國家，只有工作場所的關閉始終與 DT 的延長相關，且影響程度較小；政府效能較低的國家在政策制定和實施的品質較低，並且缺乏對公共政策的承諾，這可能導致這些國家推行防疫政策的成效較低。

四、結論

本研究針對 137 個國家和 11 項防疫政策的研究結果顯示，疫苗施打、工作場所的全面關閉與部分學校停課，對於減緩疫情擴散相對有效，其中又以疫苗施打最為有效，尤其在疫情發展的後期。而關閉工作場所，不論疫情階段或政府效能高低，均可延長個案倍增時間。此外，政府效能對於推行防疫政策非常重要，較低的政府效能可能導致該措施的成效降低。

註 釋

1 本文主要內容翻譯自 Liang LL, Kao CT, Ho HJ, Wu CY.(2021). COVID-19 case doubling time associated with non-pharmaceutical interventions and vaccination: A global experience. Journal of Global Health, 11:05021. doi: 10.7189/jogh.11.05021. eCollection 2021. 由吳欣融翻譯，原標題為〈非藥物介入措施、疫苗接種與 COVID-19 個案倍增時間之關聯〉。

2 Kraemer MUG, Yang CH, Gutierrez B, Wu CH, Klein B, Pigott DM, et al.(2020). The effect of human mobility and control measures on the COVID-19 epidemic in China. Science, 368, 493-497. Medline:32213647. doi:10.1126/science.abb4218

3 Lai S, Ruktanonchai NW, Zhou L, Prosper O, Luo W, Floyd JR, et al.(2020). Effect of non-pharmaceutical interventions to contain COVID-19 in China. Nature, 585, 410-413. Medline:32365354. doi:10.1038/s41586-020-2293-x

4 Pan A, Liu L, Wang C, Guo H, Hao X, Wang Q, et al.(2020). Association of public health interventions with the epidemiology of the covid-19 outbreak in Wuhan, China. JAMA, 323: 1915-1923. Medline:32275295. doi:10.1001/jama.2020.6130

5 Aschwanden C.(2021). Five reasons why COVID herd immunity is probably impossible. Nature, 591, 520-522. Medline:33737753. doi:10.1038/d41586-021-00728-2

6 Hsiang S, Allen D, Annan-Phan S, Bell K, Bolliger I, Chong T, et al.(2020). The effect of large-scale anti-contagion policies on the COVID-19 pandemic. Nature,

584, 262-267. Medline:32512578. doi:10.1038/s41586-020-2404-8

7 Flaxman S, Mishra S, Gandy A, Unwin HJT, Mellan TA, Coupland H, et al.(2020). Estimating the effects of non-pharmaceutical interventions on COVID-19 in Europe. Nature, 584, 257-261. Medline:32512579. doi:10.1038/s41586-020-2405-7

8 Islam N, Sharp SJ, Chowell G, Shabnam S, Kawachi I, Lacey B, et al.(2020). Physical distancing interventions and incidence of corona- virus disease 2019: natural experiment in 149 countries. BMJ, 370, m2743. Medline:32669358. doi:10.1136/bmj.m2743

9 Brauner JM, Mindermann S, Sharma M, Johnston D, Salvatier J, Gaven iak T, et al.(2021). Inferring the effectiveness of government interventions against COVID-19. Science, 371, eabd9338. Medline:33323424. doi:10.1126/science.abd9338

10 Haug N, Geyrhofer L, Londei A, Dervic E, Desvars-Larrive A, Loreto V, et al.(2020). Ranking the effectiveness of worldwide COVID-19 government interventions. Nat Hum Behav, 4, 1303-1312. Medline:33199859. doi:10.1038/s41562-020-01009-0

11 Björk J, Mattisson K, Ahlbom A.(2021). Impact of winter holiday and government responses on mortality in Europe during the first wave of the COVID-19 pandemic. Eur J Public Health, 31, 272-277. Medline:33624821. doi:10.1093/eurpub/ckab017

12 Bo Y, Guo C, Lin C, Zeng Y, Li HB, Zhang Y, et al.(2021). Effectiveness of non-pharmaceutical interventions on COVID-19 transmission in 190 countries from 23 January to 13 April 2020. Int J Infect Dis, 102, 247-253. Medline:33129965. doi:10.1016/j. ijid.2020.10.066

13 Ragonnet-Cronin M, Boyd O, Geidelberg L, Jorgensen D, Nascimento FF, Siveroni I, et al.(2021). Genetic evidence for the association between COVID-19 epidemic severity and timing of non-pharmaceutical interventions. Nat Commun, 12, 2188. Medline:33846321. doi:10.1038/s41467-021-22366-y

14 Yang W, Shaff J, Shaman J.(2021). Effectiveness of non-pharmaceutical interventions to contain COVID-19: a case study of the 2020 spring pandemic wave in New York City. J R Soc Interface, 18, 20200822. Medline:33620263. doi:10.1098/rsif.2020.0822

15 Moore S, Hill EM, Tildesley MJ, Dyson L, Keeling MJ.(2021). Vaccination and non-pharmaceutical interventions for COVID-19: a mathematical modelling study. Lancet Infect Dis, 21, 793-802. Medline:33743847. doi:10.1016/S1473-

3099(21)00143-2

16 Shen M, Zu J, Fairley CK, Pagán JA, An L, Du Z, et al.(2021). Projected COVID-19 epidemic in the United States in the context of the effectiveness of a potential vaccine and implications for social distancing and face mask use. Vaccine, 39, 2295-2302. Medline:33771391. doi:10.1016/j.vaccine.2021.02.056

17 Giordano G, Colaneri M, Di Filippo A, Blanchini F, Bolzern P, De Nicolao G, et al.(2021). Modeling vaccination rollouts, SARS-CoV-2 variants and the requirement for non-pharmaceutical interventions in Italy. Nat Med, 27, 993-998. Medline:33864052. doi:10.1038/s41591-021-01334-5

18 Huang B, Wang J, Cai J, Yao S, Chan PKS, Tam THW, et al.(2021). Integrated vaccination and physical distancing interventions to prevent future COVID-19 waves in Chinese cities. Nat Hum Behav, 5, 695-705. Medline:33603201. doi:10.1038/s41562- 021-01063-2

19 Haas EJ, Angulo FJ, McLaughlin JM, Anis E, Singer SR, Khan F, et al.(2021). Impact and effectiveness of mRNA BNT162b2 vaccine against SARS-CoV-2 infections and COVID-19 cases, hospitalisations, and deaths following a nationwide vaccination campaign in Israel: an observational study using national surveillance data. Lancet, 397, 1819-1829. Medline:33964222. doi:10.1016/S0140-6736(21)00947-8

20 Vasileiou E, Simpson CR, Shi T, Kerr S, Agrawal U, Akbari A, et al.(2021). Interim findings from first-dose mass COVID-19 vaccination roll-out and COVID-19 hospital admissions in Scotland: a national prospective cohort study. Lancet, 397, 1646-1657. Medline:33901420. doi:10.1016/S0140-6736(21)00677-2

21 Haug N, Geyrhofer L, Londei A, Dervic E, Desvars-Larrive A, Loreto V, et al.(2020). Ranking the effectiveness of worldwide COVID-19 government interventions. Nat Hum Behav, 4, 1303-1312. Medline:33199859. doi:10.1038/s41562-020-01009-0

22 Liang LL, Tseng CH, Ho HJ, Wu CY.(2020). Covid-19 mortality is negatively associated with test number and government effectiveness. Sci Rep, 10, 12567. Medline:32709854. doi:10.1038/s41598-020-68862-x

23 Hale T, Angrist N, Cameron-Blake E, Hallas L, Kira B, Majumdar S, et al. Oxford COVID-19 Government Response Tracker. Retrieved from www.bsg.ox.ac.uk/covidtracker. (Accessed: 19 June 2021.)

24 The World Bank. World Development Indicators. Retrieved from http://datatopics.worldbank.org/world-development-indicators/. (Accessed: 19 June 2021.)

25 The World Bank. Worldwide Governance Indicators. Retrieved from http://info.

worldbank.org/governance/wgi/#home. (Accessed: 19 June 2021.)

26 Hale T, Angrist N, Goldszmidt R, Kira B, Petherick A, Phillips T, et al.(2021). A global panel database of pandemic policies (Oxford COVID-19 Government Response Tracker). Nat Hum Behav, 5, 529-538. Medline:33686204. doi:10.1038/s41562-021- 01079-8

27 Hale T, Angrist N, Cameron-Blake E, Hallas L, Kira B, Majumdar S, et al.(2021). Variation in government responses to COVID-19, version 12.0. Oxford: Blavatnik School of Government, University of Oxford.

28 同註 27。

29 同註 27。

30 Kaufmann D, Kraay A, Mastruzzi M.(2010). The Worldwide Governance Indicators: methodology and analytical Issues. Washington DC: The World Bank.

31 同註 30。

32 The World Bank. World Development Indicators. Retrieved from http://datatopics.worldbank.org/world-development-indicators/. (Accessed: 19 June 2021.)

33 Rabe-Hesketh S, Skrondal A.(2012). Multilevel and longitudinal modeling using Stata. Volume I: continuous responses. Texas: Stata Press.

34 Shadish WR, Cook TD, Campbell DT.(2002). Experimental and quasi-experimental designs for generalized causal inference. Boston, MA, US: Houghton, Mifflin and Co.

35 Polack FP, Thomas SJ, Kitchin N, Absalon J, Gurtman A, Lockhart S, et al.(2020). Safety and efficacy of the BNT162b2 mRNA Covid-19 vaccine. N Engl J Med, 383, 2603-2615. Medline:33301246. doi:10.1056/NEJMoa2034577

36 6Voysey M, Clemens SAC, Madhi SA, Weckx LY, Folegatti PM, Aley PK, et al.(2021). Safety and efficacy of the ChAdOx1 nCoV-19 vaccine (AZD1222) against SARS-CoV-2: an interim analysis of four randomised controlled trials in Brazil, South Africa, and the UK. Lancet, 397, 99-111. Medline:33306989. doi:10.1016/S0140-6736(20)32661-1

37 同註 7。

38 同註 12。

39 同註 14。

40 同註 15。

41 同註 16。

42 同註 18。

43 3Ritchie H, Ortiz-Ospina E, Beltekian D, Mathieu E, Hasell J, Macdonald B, et al. Coronavirus Pandemic (COVID-19). Our World in Data. Retrieved from https://

ourworldindata.org/coronavirus. (Accessed: 19 June 2021.)

44 Liang LL, Kuo HS, Ho HJ, Wu CY.(2021). COVID-19 vaccinations are associated with reduced fatality rates: Evidence from cross-county quasi-experiments. J Glob Health, 11, 05019. Medline:34326999. doi:10.7189/jogh.11.05019

45 同註 9。

46 Askitas N, Tatsiramos K, Verheyden B.(2021). Estimating worldwide effects of non-pharmaceutical interventions on COVID-19 incidence and population mobility patterns using a multiple-event study. Sci Rep,11, 1972. Medline:33479325. doi:10.1038/ s41598-021-81442-x

47 Li Y, Campbell H, Kulkarni D, Harpur A, Nundy M, Wang X, et al.(2021). The temporal association of introducing and lifting non-pharmaceutical interventions with the time-varying reproduction number (R) of SARS-CoV-2: a modelling study across 131 countries. Lancet Infect Dis, 21, 193-202. Medline:33729915. doi:10.1016/S1473-3099(20)30785-4

48 Liu Y, Morgenstern C, Kelly J, Lowe R, Munday J, Villabona-Arenas CJ, et al.(2021). The impact of non-pharmaceutical interventions on SARS-CoV-2 transmission across 130 countries and territories. BMC Med,19, 40. Medline:33541353. doi:10.1186/ s12916-020-01872-8

49 同註 47。

50 同註 48。

51 同註 8。

52 同註 10。

53 同註 11。

54 同註 13。

55 Jorge DCP, Rodrigues MS, Silva MS, Cardim LL, da Silva NB, Silveira IH, et al.(2021). Assessing the nationwide impact of COVID-19 mitigation policies on the transmission rate of SARS-CoV-2 in Brazil. Epidemics, 35, 100465. Medline:33984687. doi:10.1016/j.epidem.2021.100465

56 World Health Organization. (2020). COVID-19 global risk communication and community engagement strategy. Geneva: World Health Organization.

57 同註 10。

58 同註 46。

第十二章
COVID-19 致死率、
檢測數與政府效能 [1]

梁立霖、吳俊穎、曾景鴻、何秀榮

　　自 2019 年出現首例 COVID-19 確診者 [2、3]，截至 2022 年 1 月 30 日為止，全球有超過 3.7 億人感染、超過 565 萬人因此喪命，在許多國家造成大規模感染，使得醫療系統過載，不得不執行封城政策 [4、5、6]。

　　本研究團隊感到疑惑的是各國的致死率為什麼有那麼明顯的差距？例如：在疫情爆發後的半年，法國和比利時的致死率高達 16%，但新加坡和卡達卻不到 0.1%，如此現象除了說明確診者的個別差異外，可能還有其他因素影響致死率，例如：政府的應對措施。一些針對確診者的研究表明，COVID-19 致死率與年齡、肥胖、慢性病（包含：高血壓、糖尿病與冠狀動脈疾病） [7、8、9]、臨床症狀、併發症與醫院護理、過往的免疫疾病以及病毒變異有關 [10、11]，這些發現有助於醫療人員辨別出高危險族群，但卻不足以幫助政府制定相關政策。

　　關於政策的制定，部分學者們分析隔離與封鎖政策在減緩 COVID-19 傳播的效果 [12、13]；另一些研究則顯示預測疫情爆發後，醫院服務的使用量可以確保醫療資源足夠應付大量患者 [14]。近期的一項研究

分析了致死率與醫療資源可得性之間的關聯性[15]，並發現擴大篩檢可以減少疾病擴散[16]。

這些研究成果尚未統整並應用於解釋 COVID-19 致死率在各國之間的差異。各國在預防、篩檢與應對疾病爆發的能力不盡相同[17]，本研究團隊的目標是從跨國角度分析致死率的相關因素，確切地說，旨在分析 COVID-19 篩檢和致死率的相關性，並探討重症率及個案數與致死率之間的關聯。此外探討政府效能，也就是政府制定與執行政策的能力是否有助於降低 COVID-19 致死率？最後，更分析致死率與老年人口比例、病床數、既有的疾病類型與基礎交通設施（作為人口流動性的代理變數）之間的關聯性。

一、研究方法

（一）研究設計與資料來源

在這項全球性的橫斷面研究中，團隊使用對外開放的資料庫，其中在 Worldometer：coronavirus 網站[18] 彙整數個重要資料庫中的數據，包含世界衛生組織、美國疾病控制與預防中心，以及哈佛大學的醫學信息學數據計畫。該網站紀錄了兩百多個國家的 COVID-19 病例數、死亡人數與檢測數，本團隊於 2020 年 6 月 13 日下載 COVID-19 資料。Worldometer 數據庫中顯示：截至此日期，全球共有 7,732,952 例確診病例，其中 428,248 人死亡。

與政府效能相關的資訊，是從世界治理指標網站（Worldwide

Governance Indicators, WGI）[19] 上收集而來，其資料來自於家戶和企業的訪問調查，以及各組織的專家評估[20]，範圍覆蓋了兩百多個國家地區。老年人口比例、病床數和既有疾病類型的資訊，則取自世界發展指標資料庫（World Development Indicators, WDI）[21]，其資料由世界銀行匯編而成，提供完整的跨國可比性數據。交通基礎設施品質指標，取自物流績效指數（Logistics Performance Index, LPI）[22]，此指數由世界銀行與各機構合作訪問調查而來[23]。

WGI、WDI 和 LPI 網站上可獲得的最新數據到 2018 年，在合併了COVID-19 數據與上述國家層級數據之後，有 169 個國家共計 7,724,530名確診者與 428,086 個死亡病例。若無法從公共來源獲得致死率數據，或是自變數缺失的，則該國家不列入此次研究範圍，因此最後進入多元迴歸分析的有 101 個國家。

（二）變數

COVID-19 致死率的定義為每一百名確診病例中的死亡數。由於COVID-19 的死亡分布是右偏的，團隊對變量進行對數變換，使數據更趨近常態分布。COVID-19 的相關變數包含：每一百人中的檢測數、每一千人中的病例數與重症比例（將重症病例數除以總確診人數）。

政府效能由 WGI 政府效能分數來衡量，該得分衡量公共服務品質、公家機關的品質與其獨立於政治壓力的程度、政策制定與實施的品質，以及政府履行這些政策的公信力。政府效能分數的範圍從 -2.50 到2.50，數字越低，則表示效能越差[24]。人口年齡結構以 65 歲以上的人口

比例衡量，床位數量以每千人可使用的病床數計算，而疾病型態以可歸因於傳染病的全因死亡百分比計算。交通基礎建設的品質，以 LPI「貿易和運輸相關基礎建設」的指標衡量，評估一國的港口、機場、鐵路、道路和資訊科技的整體水準，其分數用於跨國比較，該指標範圍由 1 分至 5 分，分數越高者，交通建設的品質越好 [25]。

（三）線性迴歸分析

首先，本團隊使用簡單線性迴歸分析 COVID-19 致死率與檢測數之間的關係，以人均收入、政府效能分數、老年人口比例及病床數對各國進行高、中、低的等級分類。分析的目的是瞭解 COVID-19 致死率與檢測數之間的關係是否因國家特徵而異？在分組統計中，團隊計算了相關係數和檢測數係數的 P 值。

在致死率的多元迴歸分析中，採用以下預測因子（表 1）：檢測數、病例數、重症率、政府效能分數、老年人口比例、病床數、可歸因於傳染病的死亡百分比和基礎交通設施品質分數。所有分析都是透過 Stata 16 軟體進行的。

表 1　模型變數的描述性統計

	觀察值	平均值	標準差	95% 信賴區間
COVID-19 致死率（%）	169	3.70	0.28	3.15-4.25
COVID-19 相關自變數				
檢測數（每百人）	153	3.75	0.47	2.82-4.69
確診數（每千人）	169	1.69	0.25	1.20-2.18
重症率（%）	120	0.56	0.06	0.44-0.68
國家特徵				
政府效能分數（-2.5~2.5）	167	-0.01	0.08	-0.17-0.16
65 歲以上人口比例（%）	162	9.17	0.51	8.15-10.18
病床數（每千人）	146	3.14	0.22	2.72-3.57
可歸因於傳染病之死亡（%）	159	31.04	1.79	27.50-34.58
交通基礎建設品質分數（1~5）	153	2.75	0.05	2.64-2.86

（四）模型驗證

　　再將各國 COVID-19 的實際致死率與模型預測的致死率進行比較，以檢驗迴歸模型的有效性。採用的方法是在兩個軸上繪製實際致死率與預測致死率的圖表。若模型擬和良好，則圖表中的的數據點會分布在 45 度交叉線周圍。

二、研究結果

（一）描述性統計

表 1 統整 COVID-19 致死率與迴歸式中的預測因子，從表中可以看出，樣本國家中的致死率平均值為 3.70%（95% 信賴區間為 3.15~4.25%）。每百人的平均篩檢數為 3.75（95% 信賴區間為 2.82~4.69）；每千人的確診病例數為 1.69（95% 信賴區間為 1.20~2.18）；平均重症率為 0.56%（95% 信賴區間為 0.44~0.68）。此外，平均政府效能得分為 -0.01（95% 信賴區間為 -0.17 至 0.16）；65 歲以上人口的平均比例為 9.17%（95% 信賴區間為 8.15 至 10.18）；每千人的平均床位數為 3.14（95% 信賴區間為 2.72 至 3.57）；因傳染病而死亡的比例平均為 31.04%（95% 信賴區間為 27.50 至 34.58），平均基礎交通設施品質評分為 2.75（95% 信賴區間為 2.64 至 2.86）。

1. 簡單迴歸分析：COVID-19 致死率與檢測數之間的關係

如圖 1a、1b、1c 所示，不論一國的人均收入高低，COVID-19 的致死率與檢測數都呈現顯著的負相關。圖 1e、1f 則表明，對於中度與低度政府效能的國家而言，檢測數與致死率呈現顯著負相關。圖 1h、1i 顯示，在中度與低度高齡化的國家中，這兩個變量呈現顯著負相關。最後，從圖 1l 中可以看出，在床位最少的國家中，這兩個變量亦呈現顯著負相關。

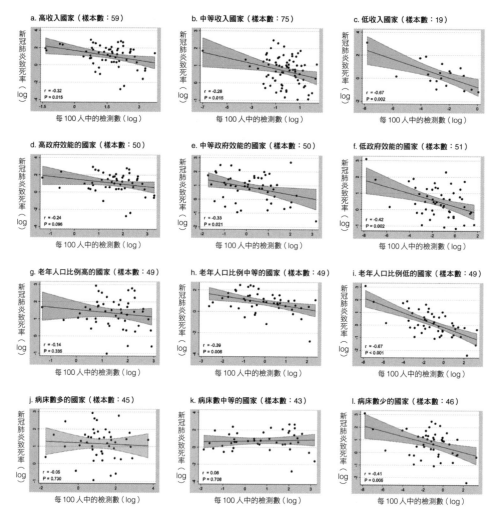

☀ 圖1 COVID-19致死率與檢測數之相關性 (r為相關係數)

圖 1a – 1c：由左到右分別為高、中、低所得；國家數為 59、75、19。

圖 1d – 1f：由左到右分別為高、中、低政府效能；國家數為 50、50、51。

圖 1g – 1i：由左到右分別為高、中、低 (65 歲以上) 老年人口比例；國家數為 49、49、49。

圖 1j – 1l：由左到右分別為高、中、低 (每千人) 床位數；國家數為 45、43、46。

2. 多元迴歸分析

表 2 顯示 COVID-19 致死率的多元迴歸結果，為了便於解讀迴歸係數，團隊將政府效能與交通設施品質分數乘以 10。在所有的因素當中，檢測數與致死率之間的關聯性最高：每百人額外進行一次篩檢，可以降低 8% 的死亡風險。而在國家層級的因素當中，政府效能分數每提高 0.1 可以降低 4% 的死亡風險；每千人可使用的病床數每增加一床，死亡風險可以降低 15%；65 歲以上的人口比例每上升一個百分點，死亡風險將上升 12%；最後，交通基礎建設評分每增加 0.1，則死亡風險會提升 8%。

表 2　COVID-19 致死率的多元迴歸分析（樣本數：101 個國家）

預測因子	相對風險	標準差	P 值	95% 信賴區間
檢測數（每百人）	0.92	0.02	0.001	0.87-0.96
確診數（每千人）	1.03	0.04	0.477	0.95-1.10
重症率（%）	1.05	0.06	0.372	0.94-1.18
政府效能分數	0.96	0.02	0.017	0.92-0.99
65 歲以上人口比例（%）	1.12	0.02	<0.001	1.07-1.17
病床數（每千人）	0.85	0.03	<0.001	0.80-0.90
可歸因於傳染病之死亡（%）	0.99	0.01	0.157	0.98-1.00
交通基礎建設品質分數	1.08	0.03	0.002	1.03-1.14

3. 模型驗證

　　為驗證迴歸模型，本研究團隊比對各國的實際致死率與多元迴歸模型的預測。圖 2 的 X 軸為實際資料的致死率，Y 軸為模型預測的致死率。新加坡與卡達的數據為極端值，故在該圖表中被排除。從圖 2 可以看出，模型所預測的致死率與實際數值高度相關（相關係數 0.77，P<0.001）。

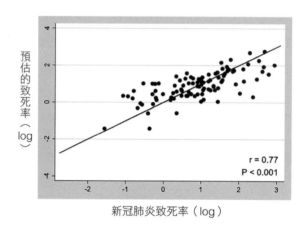

🦠 **圖 2　實際致死率與預估值的相關性**

4. 穩健性分析

　　為測試模型的穩定性，在多元迴歸中加入三個控制變數：人均GDP、國民醫療保健支出和小學入學率，這些變數的係數統計上不顯著，且主要研究結果並未產生變化。

三、討論

　　就團隊所知，這是第一個系統性地探討 COVID-19 致死率與其相關因素的跨國性研究，結果顯示「致死率與檢測數呈現負相關」。「篩檢是否能有效降低 COVID-19 致死率？」過去一直是各界爭論不休的議題，支持擴大篩檢的一派認為辨識出無症狀感染者，可以有效抑制 COVID-19 的傳播；反對者則認為擴大篩檢能降低致死率的原因，是因為藉此能找出更多無症狀患者，使得致死率的分母，也就是確診人數增加。然而，本研究發現每百人多做一次篩檢可以降低 8% 的致死率，在控制了確診病例數、重症率和國家特徵後，分析結果並未改變。

　　值得注意的是，簡單迴歸分析的結果表明 COVID-19 致死率與檢測數的負相關性因國家特徵而異。在低收入、政府效能分數最低、老年人口比例最低與病床數最少（即排名倒數三分之一）的國家之中，檢測數與致死率的負相關性最為明顯。這些結果顯示，當政府效能較差或醫院床位不夠充足時，擴大篩檢或許有助於降低致死率。

　　本研究也指出，政府效能越高的國家，COVID-19 的致死率越低，反映出政府制定與實施有效政策的能力是良好治理（good governance）的關鍵因素。良好治理對於國家的長期發展至關重要 [26]，在 COVID-19 疫情等短期危機中也有舉足輕重的地位。舉例而言：一個有效能的政府會採取前瞻性政策，或是超前部署，確保個人防護用品的供應充足，以應對疾病的大流行 [27]；高效能的政府通常也能快速實施有效的隔離、封鎖與篩檢政策 [28、29、30]，並提供確診者良好的醫療照護 [31]。

近期的 COVID-19 臨床研究報告指出，致死率與高齡和多種併發症之間的關聯性[32、33、34]，本研究也證實「在高齡化程度較高的國家中，其致死率也明顯較高」。在本研究中，病床數與致死率呈現明顯的負相關，這說明病床是治療重症患者的關鍵因素[35]。此外，在交通運輸基礎建設發達的國家中，COVID-19 的致死率似乎也更高。關於這點，可能的解釋為：交通越方便的地方，人員與貨物的流動也越頻繁，而這可能會增加病毒在高風險人群中的傳播。

然而本研究仍有其侷限性：首先，本研究根基於各國的數據，而不確實的統計和快速增加的病例數都可能影響模型的預測能力。其次，數據的不完整也限制了本研究對某些國家的分析（如：中國的檢測數和紐西蘭、印尼的重症數統計）。第三，研究中使用的數據為國家層級，而非患者層級，若全球的患者層級數據可用於分析，則預測的準確性也會增加。第四，只針對幾項可能影響 COVID-19 致死率的潛在因素進行分析。最後，在大流行之後人們產生的群體免疫，也可能會改變預測的準確性。

雖然如此，本研究團隊發現，在檢測數越低、政府效能越低、人口高齡化程度越高、病床數越少與交通基礎設施越發達的國家，COVID-19 的致死率可能越高，仍可對防疫政策的制定作出貢獻。而未來可納入更多影響 COVID-19 致死率的因素，也可探討是否增加檢測數與提高政府效能以降低致死率，這些都是值得思考的研究方向。

註 釋

1 本文主要內容翻譯自 Liang LL, Tseng CH, Ho HJ, Wu CY.(2020). COVID-19 mortality is negatively associated with test number and government effectiveness. Scientific Reports,10(1), 12567. 由吳欣融翻譯，原篇名為〈COVID-19 致死率與檢測數以及政府效能呈負相關〉。

2 Zhu, N. et al.(2020). A Novel Coronavirus from Patients with Pneumonia in China. 2019. The New England Journal of Medicine, 382, 727-733. doi: 10.1056/NEJMoa2001017

3 Lipsitch, M., Swerdlow, D. L. & Finelli, L. (2020). Defining the epidemiology of covid-19—studies needed. The New England Journal of Medicine, 382, 1194–1196.

4 Iacobucci, G.(2020). Covid-19: UK lockdown is "crucial" to saving lives, say doctors and scientists. BMJ, 368, m1204.

5 Pulla, P. (2020). Covid-19: India imposes lockdown for 21 days and cases rise. BMJ, 368, m1251.

6 Remuzzi, A. & Remuzzi, G. (2020). COVID-19 and Italy: what next?. The Lancet, 395, 1225–1228.

7 Zhou, F. et al.(2020). Clinical course and risk factors for mortality of adult inpatients with COVID-19 in Wuhan, China: a retrospective cohort study. The Lancet, 395, 1054–1062.

8 Chen, T. et al.(2020). Clinical characteristics of 113 deceased patients with coronavirus disease 2019: retrospective study. BMJ, 368, m1091.

9 Wang, D. et al.(2020). Clinical characteristics of 138 hospitalized patients with 2019 novel coronavirus-infected pneumonia in Wuhan, China. JAMA, 323, 1061–1069.

10 Rubino, S., Kelvin, N., Bermejo-Martin, J. F. & Kelvin, D.(2020). As COVID-19 cases, deaths and fatality rates surge in Italy, underlying causes require investigation. J. Infect Dev. Ctries, 14, 265–267.

11 Huang, C. et al.(2020). Clinical features of patients infected with 2019 novel coronavirus in Wuhan, China. The Lancet, 395, 497–506.

12 同註 4。

13 Hou, C. et al.(2020). The effectiveness of quarantine of Wuhan city against the Corona Virus Disease 2019 (COVID-19): a well-mixed SEIR model analysis. J. Med. Virol, 92, 841–848.

14 Moghadas, S. M. et al.(2020). Projecting hospital utilization during the COVID-19 outbreaks in the United States. Proc. Natl. Acad. Sci., 117, 9122–9126.

15 Ji, Y., Ma, Z., Peppelenbosch, M. P. & Pan, Q.(2020). Potential association between COVID-19 mortality and health-care resource availability. Lancet Glob. Health, 8, e480.

16 Peto, J.(2020). Covid-19 mass testing facilities could end the epidemic rapidly. BMJ, 368, m1163.

17 Kandel, N., Chungong, S., Omaar, A. & Xing, J.(2020). Health security capacities in the context of COVID-19 outbreak: an analysis of International Health Regulations annual report data from 182 countries. The Lancet, 395, 1047–1053.

18 Worldometer. (2020). Covid-19 coronavirus pandemic. Retrieved from https://www.worldometers.info/coronavirus/#countries

19 Bank, T. W.(2020). Worldwide Governance Indicators. Retrieved from https://info.worldbank.org/governance/wgi/Home/Reports

20 Kaufmann, D., Kraay, A. & Mastruzzi, M. The Worldwide Governance Indicators: Methodology and analytical Issues. Hague Journal on the Rule of Law, 3(2), 220-246. doi: https://doi.org/10.1017/S1876404511200046

21 The World Development Indicators.(2020). The World Bank. Retrieved from https://datatopics.worldbank.org/world-development-indicators/

22 Logistics Performance Index (LPI). (2020). The World Bank. Retrieved from https://lpi.worldbank.org/

23 Jean-François Arvis et al.(2018). Connecting to Compete: Trade Logistics in the Global Economy, the Logistics Performance Index and Its Indicators. The World Bank.

24 同註 19。

25 同註 23。

26 Daniel Kaufmann, Aart Kraay, Pablo Zoido. (1999). Governance matters. The World Bank.

27 Stoller, J. K. (2020). Reflections on leadership in the time of COVID-19. BMJ Leader. Retrieved from https://doi.org/10.1136/leader-2020-000244

28 同註 4。

29 Flaxman, S. et al. (2020). Estimating the effects of non-pharmaceutical interventions on COVID-19 in Europe. Nature. Retrieved from https://doi.org/10.1038/s41586-020-2405-7

30 Tian, H. et al.(2020). An investigation of transmission control measures during the first 50 days of the COVID-19 epidemic in China. Science, 368, 638–642.

31 Lazarus, J. V. et al.(2020). Keeping governments accountable: the COVID-19 Assessment Scorecard (COVID-SCORE). Nat. Med. Retrieved from https://doi.

org/10.1038/s41591-020-0950-0

32 同註 7。

33 同註 8。

34 Grasselli, G. et al.(2020). Baseline characteristics and outcomes of 1591 patients infected with SARS-CoV-2 admitted to ICUs of the Lombardy Region, Italy. JAMA, 323, 1574–1581.

34 同註 6。

第十三章
新冠疫情下的網路謠言趨勢分析[1]

黃志忠

　　國外許多研究對新興疾病爆發期間的謠言進行探討，分析疫病流行時人們的社會心理反應與尋求因應疾病的途徑，例如：在 2001 年英國口蹄疫（Foot and Mouth Disease, FMD）危機期間，從謠言分析發現當時人們之間流行的社會心理反應，包括：恐懼抵制、病因解釋、鼓吹行動等三種類型[2]。2014 年美國伊波拉病毒（Ebola）流行期間，美國時代雜誌（TIME）報導研究發現，透過各領域的影響者在其社交網絡中傳播正確的訊息，是破除謠言的良策[3]。

　　臺灣在新冠疫情的防疫初期，因為疫情的不確定性，各種謠言與假訊息頻繁出現且透過網路快速傳播，調查局指出，網軍為影響疫情已出現模組化假訊息，2020 年 2 月底共蒐集到 432 件情資，並開始介入調查。因應層出不窮的網路謠言，臺灣政府在 3 月 4 日宣布任何疫情消息的散播不論內容真偽都會開罰，最高罰則 300 萬，所有關於疫情的訊息只能由指揮中心統一發布。

　　過去臺灣的謠言研究發現，大多聚焦在內容特徵與表現方法[4,5]，或是應用於企業廣告形象[6]，較少應用作為公共衛生決策參考。2018 年

成立的臺灣事實查核中心（Taiwan FactCheck Center, TFC），其成立宗旨在有系統地收集與查證，以澄清盛傳的各類不實訊息，並透過網路即時反制假消息傳播。因此，TFC 提供了一個重要管道，讓大眾在疫情期間判斷各方網路訊息之真偽。本文針對臺灣事實查核中心確認 2020年 1 月到 2021 年 1 月初的新冠疫情網路謠言進行內容分析，探討不同類型謠言與出現時間的關係，檢視謠言是否可作為輿情風向球，提供防疫決策參考。

一、謠言傳播管道

口耳相傳是謠言最初起源的重要方式，只是擴散過程被網際傳遞與接收所取代；團隊發現有 56% 的網路謠言是轉傳自未經證實的媒體報導或專家說法，23% 表明是來自本身經驗或轉述他人說法，只有 7.5%未具體說明消息來源，逐則檢視後發現這些謠言亦屬於口語形式（verbal mode）的訊息。因此，本質上原本是口耳相傳的小道消息，在訊息不明確的疫情危急期間，藉由新興網路科技加以傳播，傳播管道除常見的Facebook、LINE、YouTube、Weibo、WeChat 之外，許多網路媒體下方的留言區也是傳播的途徑，另外，線上會議軟體以及自媒體直播也都是網路謠言傳播管道。由於這些管道具有傳播快速、無遠弗屆、溯源不易等特性，同一則謠言可能在不同媒介上被快速轉傳，因此，當謠言出現一段時間之後，即很難分析是來自哪個特定社群平台。

二、謠言指涉目標

　　預設分析架構將指涉目標分為描述的對象、時間、地點三個項目進行分析，分析發現謠言目標偏重於對特定對象的指涉；根據實際謠言文本，進一步歸納謠言指涉對象包括：

1. 特定群體（國家／地區／組織／族裔）；
2. 特定個人（指名道姓／影射）；
3. 病毒特徵（特性／源頭／傳播途徑）；
4. 所為行動（預防措施／治療方式／民俗偏方）；
5. 疫情導致事件（政策／失控／損益）。

　　研究團隊計算每種對象被談論到的次數（表1），其中有32.3%指涉特定群體最多數，論及疫情預防或治療的所為行動有24.1%，而討論特定個人、病毒特徵、後果事件的比例相差不遠，分別是13.5%、14.6%、15.6%。此結果顯示謠言題材側重於對特定群體的討論，其次才是關心新冠病毒預防或治療。進一步分析指涉目標的樣態，有180則（90%）謠言指涉，包括：兩個以上對象，20則只談論單一對象，有14則指涉四個對象。研究團隊發現指涉多個對象的謠言，經常是一篇敘事型的報導或是呼籲，文中具體指出某機構或某人對防疫作為建議，或講述病毒特性，或是揭露因疫情而發生的事件。

表 1　不同對象被網路謠言談論到的次數

謠言指涉對象	次數	百分比
特定群體 (國家／地區／組織／族裔)	153	32.3
特定個人、指名道姓	64	13.5
病毒特徵 (特性、源頭、傳播途徑)	69	14.6
所為行動 (預防措施／治療方式／民俗偏方)	114	24.1
疫情導致事件 (政策、失控、損益)	74	15.6

相較於有較明確的謠言對象，時間與地點的描述則相對籠統，完全沒有提供日期訊息的謠言佔 75.5%，模糊的時間敘述例如：「今日」、「16 日」、「2015 年」、「軍運會期間」、「近日」等用詞佔 11.5%，僅 13% 的謠言內容有明確發生日期。謠言發生地點也有同樣情況，半數以上（55%）未提及任何地點，25% 謠言提到明確發生地點，其餘 20% 僅提到不精確的地點，如：「重慶、湖北一帶」、「臺南那邊」或國家名稱。結果顯示，多數謠言沒有提及明確時間或地點，這類充滿模糊性的謠言不利於收訊者逕行查證。

三、疫情謠言主題

儘管前述的謠言分析可以快速掌握謠言的型態、意向與傳播方式，為深入瞭解新冠疫情期間在臺灣流傳的謠言類型，本團隊將謠言內容再歸納為以下六類：

1. 國際防疫與疫情：指談論關於全球各地疫情與防疫手段為內容的謠言；
2. 病因敘述：指對疫病原因、預防與治癒的轉述解釋或毫無根據的臆測；
3. 臺灣防疫措施：指臺灣民眾對政府防疫政策的種種推測與報導；
4. 民俗偏方：指介紹或推廣非正規醫療介入的特殊行為或飲食方式來預防或治療疫病；
5. 臺灣疫情：以報導臺灣各地新冠疫情的現況或傳言為內容；
6. 疫苗與藥物：指談論篩檢、藥物或疫苗開發有關的訊息內容。

四、不同謠言主題的內容分析

表 2 顯示不同謠言主題的比例，國際防疫與疫情被討論最多，佔 26%（n=52）。內容有各國的疫情失控與群聚熱點（如：理髮廳、色情場所），還有涉及環保觀點，認為疫情限制人類活動卻使地球得以喘息，「威尼斯封城後水變清澈，不只魚群，還有海豚……」；甚而利用網路影像張冠李戴造成恐慌，例如：歐美老年人染疫只能等死、印度活埋染疫者、義大利槍殺塞內加爾人等。

表 2　網路謠言主題比例分布

謠言主題	國際疫情	病因敘述	臺灣防疫	民俗偏方	臺灣疫情	疫苗藥物
次數	52	44	42	27	24	11
百分比	26.0%	22.0%	21.0%	13.5%	12.0%	5.5%

探究新冠病毒的特性、傳播媒介、人種差異、突變的謠言佔 22%（n=44）。這類謠言有些是以新知分享為訴求主張，但是對於新冠病毒源自何處？以及是否是人為造成？則有壁壘分明的論辯，主要分為病毒來自中國與病毒非來自中國；兩則指稱病毒源自武漢的蝙蝠，七則認為病毒是武漢 P4 實驗室的人造產物，另外有 11 則認為在武漢爆發疫情前病毒早已存在地球的某處，這兩種病毒起源的說法都能指名道姓引述專家說法。

　　關於臺灣防疫措施、物資、紓困政策的謠言佔 21%（n=42）。16 則屬自發性轉傳網路上沒有事實根據的防疫注意事項，其餘 26 則屬預謀性動機，這類謠言以刻意扭曲臺灣防疫措施最多（n=16），包括：民代特權壟斷防疫物資、政府紓困不力；少數為刻意鼓吹宗教信仰。

　　分享預防或治療 COVID-19 的民俗偏方謠言有 13.5%（n=27）。內容大致是來自民間常見殺菌偏方或強化呼吸道的飲食習慣，例如：食用薑、蒜、洋蔥，或是喝熱水、濃茶、飲白酒來提高呼吸道溫度等，有部分則是刻意惡作劇與廣告推銷。

　　討論臺灣疫情的謠言佔 12%（n=24）。著墨在臺灣疫情失控，而政府刻意隱瞞實情，包括：國軍部隊集體染疫、大量焚燒屍體，甚至提到現任總統染疫住院、前任總統染疫身亡，幾乎都是以分化為目的的預謀性謠言。

　　談論藥物與疫苗內容的謠言佔 5.5%（n=11）。一則是網路徵才假消息，兩則刻意離間分化，指稱中國在 WHO 收割臺灣的快篩試劑研發成果，與美國疫苗失去國際信賴，三則是樂觀宣傳治療藥物已開發成功，五則對控制疫情感到悲觀，包括：快樂缺氧（Happy hypoxemia）、

接種疫苗造成顏面神經麻痺，以及 mRNA 疫苗可能改變基因的遺傳物質等。

這些謠言內容雖然都被證實為假訊息，但是從謠言內容仍可一探民眾對疫情不確定性的擔憂及其關心的重點，甚至有些說法與臆測都可作為防疫的參考，例如：色情場所是群聚熱點。這六種謠言主題佔比差異反映疫情初期的臺灣民眾心理，2020 年初疫情肇起，當時國際疫情蔓延，而臺灣相對安全，人們非常關注病毒起源與傳播，同時也關心臺灣防疫措施，謠言專注議題也反映華人文化中對疫病預防或治療常倚重民俗方法或養生食療的行為；由於臺灣當時並無嚴重疫情發生，蓄意攻擊或不信任的謠言也開始出現，至於有關疫苗與藥物等較為專業的議題，雖有討論，但是比例不高。然而這些推論都需要配合謠言出現的時間，方可獲得更多支持。

五、謠言表現方式與佐證支持

文字量少，且使用影像（圖片或影片）作為佐證，是網路謠言最常見的表現方式，有 110 則謠言表現方式為影像加文字敘述，其中引用動態影片的比例高於圖片或照片（61：49），亦發現不同表現方式的謠言使用字數有明顯差異，影片加敘述平均 103 字（9-737）、圖片加敘述平均 143 字（10-1,903）、純粹文字 286 字（20-1,636）。或許當人們急切想獲得疫情相關訊息，花時間爬文的意願降低，眼見為憑的影像圖片更能取信於人，造謠者只需引用圖像，加些穿鑿附會的敘述，便可以讓謠言傳播，這也可能是未來網路謠言常見的表現方式。

有力的佐證支持會使接收者更相信謠言，且認為值得繼續傳播，因此大部分的謠言都會提出相關證據支持其說法，200則謠言中只有14則未提出任何佐證。分析歸納包括：影片圖像、媒體報導、專家數據、專有名詞、親友經驗、本人經驗、查證管道、其他佐證等八種佐證方式。影片圖像是被使用最多的佐證方式（n=110），其次是專家數據（n=77）、媒體報導（n=48）、專有名詞（n=32），剩下的方式都不到20次。

　　進一步分析謠言主題與佐證方式的關係（表3），各類謠言主題都使用影片圖像作為佐證支持，國際疫情常引用媒體報導來支持，病因敘述除尋求媒體、專家與專有名詞的支持外，也經常提供查證管道；親友經驗是臺灣疫情嚴峻的重要證據來源，但是卻很少被用來支持國際疫情與疫苗藥物的相關謠言。提升「重要性」與「可信度」兩種影響訊息產生與傳播的重要特性，通常一則謠言會提供數種來源或證據支持，在有支持證據的186則謠言中，單一佐證有80則，其餘均提出兩項以上佐證，超過五種佐證方式的謠言有兩則。

表 3 謠言主題與佐證方式的關係

	民俗偏方		臺灣防疫		臺灣疫情		國際疫情		病因敘述		疫苗藥物	
	No	%	No	%	No	%	No	%	No	%	No	%
影像佐證	9	8.18	19	17.27	8	7.27	48	43.64	21	19.09	5	4.55
媒體報導	4	8.33	5	10.42	2	4.17	23	47.92	12	25.00	2	4.17
專家數據	14	17.95	15	19.23	9	11.54	7	8.97	27	34.62	6	7.69
專有名詞	4	12.50	2	6.25	1	3.13	2	6.25	17	53.13	6	18.75
親友經驗	3	15.00	4	20.00	10	50.00	0	-	3	15.00	0	-
本人經驗	3	21.43	4	28.57	2	14.29	1	7.14	1	7.14	3	21.43
其它經驗	3	25.00	1	8.33	1	8.33	5	41.67	2	16.67	0	-
查證管道	2	10.00	3	15.00	0	-	5	25.00	9	45.00	1	5.00
未附佐證	4	28.57	5	35.71	1	7.14	1	7.14	2	14.29	1	7.14

六、網路謠言的出現時間

謠言有其生命週期，過去學者認為「謠言＝事件重要性 × 事件模糊性」[7,8,9]，因此當重要性或模糊性消失時，謠言就不復存在，因此分析謠言的出現與延續時間有助於瞭解謠言主題的重要程度與不確定性，以下分析時間與謠言數量、動機、態度，與主題之間的關係。

網路謠言反應了新冠疫情爆發的衝擊，從數量上看，2020 年前四個月的謠言數量占全年總量 80%，平均每月新增 40 則與新冠相關的網路謠言（還不包括未被 TFC 查核的謠言）。從圖 1 可知，2019 年底爆發 COVID-19 後，1 月網路上就有 24 則疫情相關謠言，2 月新增 58 則，這反應了臺灣在 1 月 21 日發生首例境外移入個案，及開始出現本土確診個案後的社會心理，3 月大量自歐美返國的境外移入個案造成社會緊張，謠言仍不斷出現，3、4 月的新謠言數分別為 44 則與 33 則，謠言數量有逐漸下降的趨勢，可能是因為政府在 3 月 4 日宣布：對散播

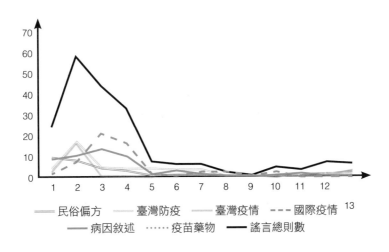

🦠 圖 1 不同謠言主題與出現時間

疫情消息最高罰則 300 萬的政策奏效，到了 5 月以後，每月只出現零星謠言，除打假訊息措施外，疫情受到控制，也是消弭謠言的可能原因。

　　圖 2 顯示不同的謠言態度在出現時間有顯著差異，在疫情爆發初期，以抱持樂觀的謠言最多，但隨即出現大量的離間分化謠言，可能因為國際疫情嚴峻，人們不再樂觀，2、3 月間悲觀的謠言達到高峰。不同的謠言主題出現的時間，也明顯不同（圖 2），在疫情爆發初期，談論民俗偏方與病因敘述的謠言盛行，2 月起，許多國家防疫物資不足，且因疫情開始封城，臺灣也出現本土個案，此時，謠言高度關心臺灣防疫與疫情失控，國際疫情與探討病因的討論不增加；民俗偏方預防疫情失靈，不再是謠言關注焦點。3 月間全美 50 個州、歐陸與英國相繼淪陷，國際疫情是 3、4 月談論最多的謠言主題。2020 年整年，關於疫苗與藥物治療的謠言寥寥可數，疫情初期這類的謠言，也只在談論篩檢試劑、解毒劑或是中西醫合併療法，有關於疫苗的討論直到 2020 年 11、12 月才出現，顯示謠言的確能即時反映國際防疫的重點議題。

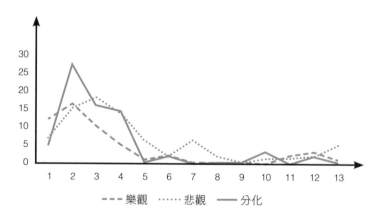

❀ 圖 2 不同謠言態度與出現時間

打造防疫共同體
解析 COVID-19 醫藥、人權、大數據與前瞻政策

謠言從舉報到 TFC 查核完成平均需 12.85 天，有 69.5% 的謠言在十天內被查證，流傳時間最久的三則網路謠言都跟 COVID-19 的預防與治療有關，這些謠言出現在 2020 年 3、4 月，直到 8、9 月才完成查核；分別是「澳洲研究指出：臺灣人染疫少是因為吃香蕉的緣故」在網上流傳超過 188 天；其次，「美國約翰霍普金斯大學 Irene Ken 醫師提出 18 條防疫摘要」流傳超過 151 天，以及「某醫師在某政論節目上，分享中國用西藥奎寧輔以中藥方子的臨床試驗結果」流傳超過 145 天。雖然謠言的流傳時間代表該議題被重視的持續性，但是我們無法從資料中得知謠言在被 TFC 查核後，是否持續傳播以及流傳時間。

自上個世紀初起，被視為最古老的大眾傳媒型式（the oldest form of mass media）——「謠言」成了學術界關注的主題，學者認為謠言傳播隨時可能發生，尤其在不確定性與焦慮情緒高漲的危機動盪時刻，過去研究顯示：在口蹄疫與 SARS 流行期間，謠言的傳播尤為明顯。謠言字面上雖帶有負面或虛假的意味，然而在學術上，將謠言定義為一種未經驗證的命題或假說，民眾可經由謠言對模稜兩可或不確定的情況作出解釋或判斷，因此謠言可視為個人心理狀態的度量指標[10]，也可當作眾人集體意識與解決問題的基準[11]。

本團隊歸納出謠言關切的主題，包括：國際防疫與疫情、病因敘述、臺灣防疫措施、民俗偏方、臺灣疫情、疫苗藥物等，同時考慮謠言主題與出現時間，發現謠言關切重點確實呼應疫情發展的情況，顯示對謠言的觀察可判斷民眾當前關心的問題，以作為防疫公共衛生防疫決策參考。

七、有關新冠疫情謠言的十個 QA 問答

Q1 新冠病毒會透過性行為傳染？

A. 依目前的研究顯示，生殖相關的細胞雖具有可接受病毒感染的接受器（ACE2），其體液也具有病毒[12]，是否會因此感染新冠病毒需要更多證據，更多可能是在性行為過程中，透過飛沫染疫。

Q2 孕婦是否適合接種 COVID-19 疫苗？

A. 研究顯示建議孕婦在第二孕期（滿 13 週）後接種 mRNA 疫苗（莫德納、輝瑞），這部分之臨床數據相對完整[13]。

Q3 疫苗接種劑量越多越好？

A. 疫苗接種必須根據研究並有策略的安排，方能達到最好的效果，目前研究顯示施打劑量並非越多越好，而是需特定劑量才能達到最好的效果。甚至間隔時間也很重要，兩劑間至少間隔一至三個月以上，才能使體內活化態之 B 細胞與 T 細胞，轉變成記憶型 B 細胞與記憶型 T 細胞。此時接種第二劑，才能讓身體內的中和抗體濃度提升更高，持續更久[14,15]。

Q4 老年人以及慢性病患者感染新冠病毒是否有較高的重症機率？

A. 從統計數據上顯示：共病者、老年人及慢性病患者確實有較高的重症比率。推論是因其身體新陳代謝差，加上此病毒會增加心血管的負荷，以及免疫失調等各項因素，因此導致疾病的清除以及癒後較差。[16]

Q5 網傳「打疫苗兩年會出現腦神經病變，醫師已經開始治療去年 10
　　月打疫苗的人」？

A. 該謠言提及疫苗會使血管細胞產生 spike 蛋白，卡住血管造成肺高壓
　　或是腦部病變，甚至導致免疫細胞攻擊全身。其實，疫苗的作用是
　　讓 spike 蛋白表現在注射部位的肌肉細胞，之後再由周圍的抗原呈現
　　給其他免疫細胞辨認，之後 B 細胞生產抗體。實際上，也無因為接
　　種疫苗，而造成血栓急速增加的案例[17]。

Q6 Flurona 是否為流感病毒及新冠病毒組合而成的新病毒？

A. 不是的，Flurona 是一種症狀的表示，Flu- 開頭表示有流感的症狀，
　　-rona 表示有冠狀病毒的症狀。這代表一個人同時感染流感病毒以及
　　新冠病毒，這是兩種病毒，並非在人體內重組成的新病毒[18]。

Q7 返家後，復陽是否會傳染給家人？

A. 一般來說，返家後 PCR 檢測，如果 Ct 值 ≥ 30，即使判斷為陽性，
　　體內病毒也不具有傳染力，多半為病毒核酸的殘骸[19]。

Q8 新冠病毒是否會藉由蚊蟲叮咬傳播？

A. 新冠病毒目前未被證實會透過蚊子叮咬傳播。蚊子非新冠病毒的宿
　　主，且蚊子吸取與吐出的口器是分開，幾乎沒有可能傳播病毒[20]。

Q9 英國統計，只有完全接種疫苗的人才會感染 Omicron ？

A. 這是謠言，目前英國完整施打第二劑的比率偏高，無法正確計算施
　　打以及未施打疫苗的基數，因此無法正確推算感染率以及住院比率。

Q10 新冠病毒無法用 90 度高溫殺死？

A. 在高溫處理後，病毒即使保持外在形態，其病毒蛋白已經改變結構
　　且失去活性，這樣狀態並不具有感染力。

此外，根據《嚴重特殊傳染性肺炎防治及紓困振興特別條例》第14條：散播有關嚴重特殊傳染性肺炎流行疫情之謠言或不實訊息，足生損害於公眾或他人者，處三年以下有期徒刑、拘役或科或併科新臺幣三百萬元以下罰金。因此，我們需要更謹慎看待自不同消息來源接收到的訊息。

註 釋

1 本文為國立陽明交通大學防疫科學研究中心（I）一子計劃4：「新冠病毒防疫政策衍生之額外成本與社會心理影響初探」計劃成果報告之一。

2 Wright, N. and Nerlich, B.(2009). Rumour: viral cows and viral culture? Towards an explanation of rumour in the 2001 UK outbreak of FMD. In Döring, M. and Nerlich, B eds., The Social and Cultural Impact of Foot and Mouth Disease in the UK in 2001: Experiences and Analyses. Manchester, Manchester University Press.

3 Retrieved from http://hlj.people.com.cn/n2/2020/0328/c220005-33910647.html

4 WL Lo and Phoebe MH Chiu.(2015). Content analysis of internet health rumors. Journal of Educational Media & Library Sciences, 52(1), 3-31.

5 吳宜蓁 (2015)。企業網路謠言回應策略及其影響因素初探。廣告學研究，23，1-33。

6 Koenig, F.(1985). Rumor in the Marketplace. Dover: Auburn House.

7 Allport, G. W. and Postman, L.(1947). The Psychology of Rumor. New York: Henry Holt.

8 Kapferer, J. N.(1990). Rumors- Uses, Interpretations, and Images, New Brunswick: Transaction Publishers.

9 Rosnow, R.L.(1988). Rumor as communication: a contextualist approach. Journal of Communication, 38(1), 12-28.

10 Shibutani, T. (1966). Improvised News: A Sociological Study of Rumor. Indianapolis. IN: Bobbs-Merrill.

11 Bordia, P. and DiFonzo, N. (2002). When social psychology became less social: Prasad and the history of rumor research. Asian Journal of Social Psychology, 5(1), 49–61.

12 Li F, Lu H, Zhang Q, Li X, Wang T, Liu Q, Yang Q, Qiang L.(2021). Impact of COVID-19 on female fertility: a systematic review and meta-analysis protocol. BMJ Open, 11(2), e045524. doi: 10.1136/bmjopen-2020-045524.

13 Shimabukuro TT, et al.(17 Jun 2021). CDC v-safe COVID-19 Pregnancy Registry Team. Preliminary Findings of mRNA Covid-19 Vaccine Safety in Pregnant Persons. N Engl J Med, 384(24), 2273-2282. doi: 10.1056/NEJMoa2104983.

14 Retrieved from https://www.cdc.gov/vaccines/hcp/acip-recs/general-recs/timing.html

15 國家衛生研究院電子報。2021-07-09。第 898 期。取自：https://enews.nhri.org.tw/health/5838/。

16 Sanyaolu, Adekunle et al.(25 Jun. 2020). Comorbidity and its Impact on Patients with COVID-19. SN comprehensive clinical medicine, 1-8. doi:10.1007/s42399-020-00363-4

17 Zuckerman, J. N. (2000). The importance of injecting vaccines into muscle. BMJ, 321(7271), 1237–1238. Retrieved from https://doi.org/10.1136/bmj.321.7271.1237

18 Retrieved from https://abc7.com/flurona-influenza-covid-19-flu-and-covid/11425022/

19 Al Bayat S, et al.(2021). Can the cycle threshold (Ct) value of RT-PCR test for SARS CoV2 predict infectivity among close contacts? J Infect Public Health, 14(9), 1201-1205. doi: 10.1016/j.jiph.2021.08.013

20 Huang YS, et al.(17 Jul 2020). SARS-CoV-2 failure to infect or replicate in mosquitoes: an extreme challenge. Sci Rep.,10(1), 11915. doi: 10.1038/s41598-020-68882-7

第十四章

掌握隱形缺氧救援時間
——雲端隱形低血氧監測平台 [1]

楊智傑

　　時間回溯至 2021 年 5 月 15 日，我國行政院召開臨時記者會，行政院院長蘇貞昌、衛生福利部部長兼嚴重特殊傳染性肺炎中央流行疫情指揮中心指揮官陳時中、內政部部長徐國勇、經濟部部長王美花、行政院發言人羅秉成共同宣布，臺北都會區提升疫情警戒至第三級。

　　疫情爆發後，每日確診數飆升。疫情不僅嚴重，甚至新聞沸沸揚揚報導不少民眾剛有症狀就猝死，或是死後才確診，確診者猝死的新聞量也隨之上升（圖 1）。

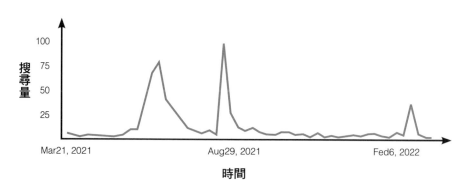

🦠 圖 1 Google 搜尋猝死趨勢變化

從圖 1 搜尋量的曲線圖裡，某種程度也反映了當時疫情爆發時，許多確診者來不及送至醫院，甚至在檢疫所因無法得到妥善醫療照護而死亡的悲劇。從醫學上來說，COVID-19 造成的猝死，已被證實可能與隱形低血氧有關。

正常情況下，人體血液的血氧飽和度約 95~100%，而在高海拔的高山，如：合歡山海拔 3,422 公尺因空氣變得稀薄，血氧飽和度會降低至 90%，因此爬高山容易感到呼吸急促、喘氣及疲累。這些生理變化和大腦感知血液中氧氣和二氧化碳的濃度有關，是保護生理正常運作的一個重要機制，也能提醒我們身體有異常狀況發生。

隱形低血氧的成因，雖然至今尚未能完全瞭解，但目前的證據指向 COVID-19 破壞了患者大腦對於氧氣和二氧化碳血中濃度的感測，使得 COVID-19 破壞肺部功能，造成血氧飽和度嚴重低於正常時，仍未能引發相關的生理反應，例如：呼吸速率的變化應對血氧飽和度異常的狀況。一旦肺部發炎，進一步喪失氧氣交換的功能，就會增加猝死風險。

當時，國際上許多國家已經歷過一波 Beta 變異株大流行，造成許多病患猝死，使醫學界發現 COVID-19 潛藏隱形低血氧的可能性。在英國，公共衛生部門為了解決隱形低血氧造成的危害，特別撥款採購指夾型血氧計，挨家挨戶發給有需要的民眾，並要求定期定時測量與紀錄血氧飽和度。即使不會操作電腦的民眾，也可以用紙筆紀錄並回報。英國透過這樣的公共衛生措施，確實有效減少相關的猝死案例。有鑑於我國 COVID-19 猝死案例的增加，以及可能的隱形低血氧造成的猝死問題，筆者即刻構思如何將醫療物聯網應用於 COVID-19 的照護。當時，不論檢疫所或是醫院的專責病房，都是以最高規格的防護來處理。

一般醫護人員對病患量測生命徵象的臨床常規，在疫情的情況下就變得棘手。醫護人員進出病房必須反覆穿脫隔離衣，才能對病患進行評估。可以想見，在 COVID-19 疫情隨時可能有急遽變化的情況下，傳統生理量測方式很有可能緩不濟急，也不容易滿足大量湧入的病患照護需求。若要增加量測的頻率，頻繁的穿脫隔離衣，也會增加醫護人員感染的風險。

在筆者執行的科技部生科司臨床資料庫 AI 計畫，子項目為建立睡眠醫學的醫療物聯網應用，該研究和中華電信合作，透過穿戴式血氧計和心電訊號紀錄器，經由藍牙傳輸數據到手機，透過網路在後台進行分析，並在中華健康雲平台上產生有意義的臨床報告。2021 年 5 月本土疫情爆發時，筆者想到如果能應用類似醫療物聯網的設計，將有效解決醫院和檢疫所量測生命徵象不易的困境。

在疫情升三級不久後，監測病患的血氧數值立即成為救治病患重要的臨床程序，指揮中心也意識到血氧監測的必要性，採購大量血氧量測設備，於專家會議上研擬 60 歲以下、無慢性病者優先使用，居家隔離持續監測症狀；60 歲以上如有慢性病，優先考慮住院或到集中檢疫所，密切觀察血氧濃度和呼吸次數等。確診病患住進醫療院所負壓隔離病房後，必要時醫療人員得著隔離裝備進入病房，提供最直接的醫療服務。然而，傳統血氧自主量測在病患意識清楚時，雖然可減少醫護人員接觸的風險，但這樣自主檢查的方式對於危急的病人很難發揮作用。

因此，國立陽明交通大學防疫科學暨健康一體研究中心立即啟動建置「雲端隱形低血氧監測平台」（圖 2）計畫，其平台設計原理，是以衛福部核准的智慧血氧偵測設備測量的血氧和心率數據為基礎，透過手

機即時傳送至中華電信健康雲，並與
國立陽明交通大學（以下稱陽明交
大）建立的雲端人工智慧平台進行判
讀，如發現患者數值處於異常，手機
App「COVID- 19 生理量測」將發送
一般文字簡訊的警訊，告知患者與值
班醫護人員，而傳送給醫護人員公務
手機的簡訊會註記病房與病床編號、
姓名、血氧數值的異常資訊。

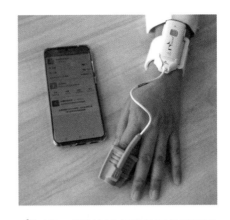

❊ 圖 2 隱形低血氧監測平台情境圖

除此之外，透過整合觸控螢幕、攝影鏡頭、視訊軟體、病歷系統、
血壓計和體溫計等生理數值量測設備，讓輕症病人不僅能夠按照護理師
教學指引，量測自身身體狀況，率先排除一些焦慮與簡單的疑難，也能
夠使用自己的手機，透過醫療等級的設備與醫療團隊保持聯繫，更有助
醫治流程。此時，隔一道牆的遠距醫療，反而是抗疫時期最直接的科技
應用。

這樣的智慧醫療應用落實於臨床場域，最重要的不是仰賴最先進的
人工智慧技術，也不是最先進的醫療器材，而是最可靠方便的人機介
面。2021 年 5 月本土疫情大爆發時，確診者多為中高年齡，不少在長
照中心的長者產生群聚感染。當這些體質本就脆弱的長者送到隔離的環
境，若還需繁複的操作程序才能應用這些智慧設備，將會成為這個計畫
成功的最大障礙。因此，陽明交大數位醫學暨智慧醫療推動中心團隊與
中華電信企業分公司、數據通信分公司，以及中央研究院等共四個組織
部門，從 2021 年 5 月 24 日開始進行密集討論，並以完善相關流程從無

到有地開發與智慧血氧設備自動連線的手機應用程式，不僅能自動上傳至後台，透過陽明交大開發的人工智慧演算法，還能即時分析並進行判斷，再通知後台使用者，讓醫護人員或確診者都不再需費時學習操作設備，只要將設備部署妥當，就能發揮臨床效益，減少因隱形缺氧導致的猝死。

在民眾端的使用上，平台設計希望量測變得簡單快速，確診者只要下載「COVID-19 生理量測 App」後，開啟 App 將血氧設備開機並套上手指，即可開啟自動連續量測功能。系統每分鐘自行量測 24 小時不間斷。無症狀或是輕症確診者除了原有的自動量測，也可進行自主回報。畫面上提供早餐、中餐、午餐與睡前的自主檢查提醒與回報機制。

在護理端的使用上，護理站設有雲端畫面，畫面會顯示姓名、床號、血氧、心律、狀態、AI 分析、量測時間、時段、附註、歷史紀錄

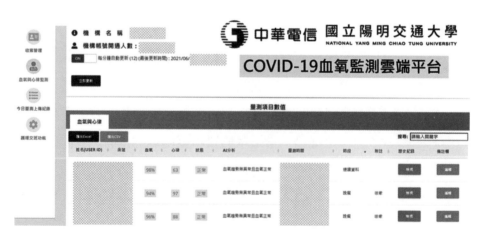

✦ 圖 3 雲端隱形低血氧監測平台畫面

等內容。平台以紅綠燈直覺顏色警示概念設計，血氧濃度在 94 以上的一般狀況時會顯示綠燈，血氧濃度低於 94 時，網站畫面則會呈現黃色。此時醫護會協助病患使用鼻導管 (Nasal Cannula) 提供氧氣。如果血氧濃度低於 90，系統將以紅色顯示，隨即簡訊通知醫療人員，協助病患以氧氣面罩 (Oxygen Mask) 進行高流量的氧氣治療；用戶端手機每分鐘聲音警示 20 秒，而護理站的雲端畫面也會以紅色提示，此紅色提醒會延續到血氧數值恢復正常區間才停止。血氧濃度異常時，系統的持續警示是為了在病情高風險時，持續提醒醫護人員（圖 3）。

本研發針對血氧濃度等生理數值的惡化趨勢，以機器學習 AI 預測輔助應用，系統會利用確診者血氧濃度數值進入異常區塊的過往狀況，進而預測未來的數值趨勢。2021 年 5 月底，研究團隊已經完成雲端隱形低血氧監測平台前後端的部署，但為了有效布建於臨床場域，特別花了許多時間反覆測試驗證，隨時修正發現的流程缺失。

研究團隊的目標是希望建立的平台在每天確診數不斷上升的時候，發揮效益，救人一命。不論手機介面文字、版面設計、測量機制，告警判斷和發送，皆反覆測試驗證，以確保平台進入臨床場域時可立即發揮作用。此外，為了將應用布建於最需要的地方，特別是當時的重災區新北市，透過陽明交大校長林奇宏的聯繫，陽明交大與新北聯醫三重分院院長項正川合作，於 6 月 7 日起在新北聯醫三重院區隔離病房的 20 個病床使用該平台設備，後續並增加至 50 床。此外，也布建 20 床設備至陽明交大附設醫院蘭陽院區，其中十床平台設備為校友捐贈。

本土疫情趨緩後，研究團隊回顧平台使用的過程和紀錄（圖 4）。新北聯醫三重院區總共紀錄了 18,199 筆數據，其中有 6.84% 的血氧異

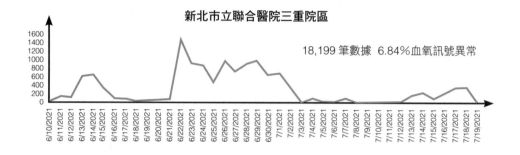

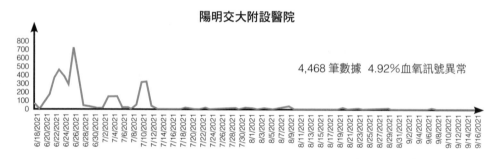

✿ 圖 4 隱形低血氧監測平台於兩家醫院的使用紀錄

常事件；而陽明交大附設醫院總計紀錄 4,468 筆數據，其中有 4.92% 的血氧異常事件。這些異常事件比例看似不高，但從重症患者的血氧紀錄（圖 5）可以看到 COVID-19 患者血氧飽和度的變化，在半小時內從正常的血氧飽和度掉至 60~70 非常危險的範圍，此時病患仍沒有明顯呼吸症狀，是典型的隱形低血氧症狀。由此可知，透過雲端平台的即時監控及簡訊發送，能讓護理師及時掌握病患血氧變化的問題並做處置，成功挽回病患的生命。不論新北聯醫或陽明交大附設醫院，隱形低血氧監測平台的建置，皆獲得醫護人員以及病患的良好回饋，並成功防止猝死

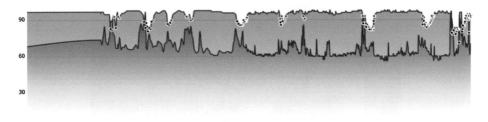

※ 圖 5 藍色曲線呈現患者血氧飽和度在短時間內從正常數值急遽下降

的情形，減少重症發生的機會。這樣的設計在媒體也引起很大的迴響，促使後續國內業界的發展和應用。

本研發團隊在本土疫情嚴重爆發時，眾志成城地完成救人任務，並創新地將醫療物聯網落實於臨床場域，防止猝死並減少重症的發生，其成果榮獲 2021 年第 18 屆國家新創獎，實為科技防疫的重要典範。

在後疫情時代，隱形低血氧監測平台更能轉化為建置智慧內科病房的重要工具（圖 6）。傳統上，病患若因病情惡化，往往需要進入加護病房進行重症照護，加護病房內若有充足的生理訊號監視設備，就能即時監測病患的生理變化。然而，一般內科病房受限於生理監測設備的建置成本及傳統生理量測的人力需求，較難即時掌握病患的生理狀況變化。因此，應用隱形低血氧監測平台的技術，將能精準掌握內科病房病患的生理狀態，減少輕症轉為重症的風險。將隱形低血氧監測平台轉化為一般用途的重症加護生命徵象監測平台，即能繼續為醫療物聯網帶來新的創新與發展。

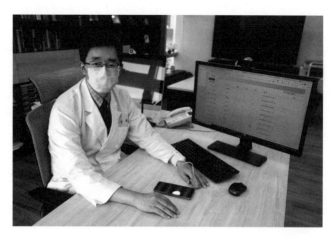

❈ 圖 6 隱形低血氧監測平台轉化為重症加護生命徵象監測平台

註 釋

1 本文改寫自掌握隱形缺氧救援時間 陽明交大 AI 系統進駐聯醫三重分院。2021-06-
10。取自：https://www.digitimes.com.tw/iot/article.asp?cat=158&cat1=20&cat2=
70&cat3=15&id=0000612384_76H2B7EC988BZM3EUIY27。

第四卷
打造防疫共同體的前瞻政策

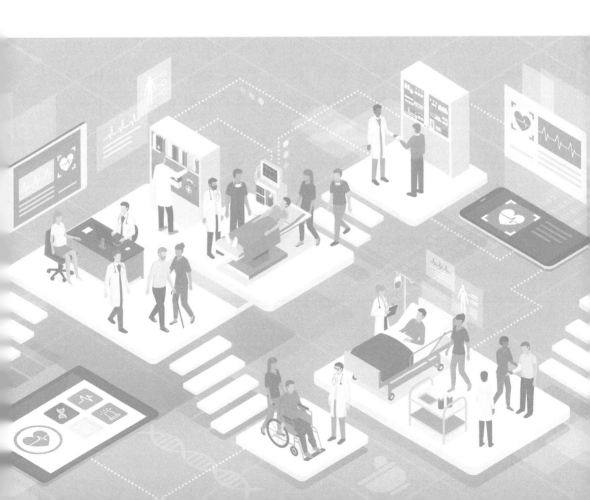

第十五章
醫藥創新與防疫[1]

李秉燊、劉汗曦

一、生醫產業的重要性與公益私利間平衡的兩難

（一）新冠疫情凸顯生醫產業與醫藥產品的重要性

2019 年 12 月，新冠疫情（COVID-19）在中國湖北省武漢市爆發後，隨即在 2020 年初透過人員流動，迅速跨越國界蔓延至全球。2020 年 1 月 30 日，新冠疫情更被世界衛生組織（World Health Organization）認定構成「國際關注的突發公共衛生事件」（Public Health Emergency of International Concern, PHEIC）。演變迄今，疫情不但仍是全球最嚴竣的公共衛生事件，甚至如部分國際組織及報章媒體所述，已是第二次世界大戰以來全球面臨最嚴峻的危機[2]。

面對全球累積數億，且仍急遽增加的確診病患、數百萬的死亡人數，不斷變異更迭的病毒株，周而復始上演關閉邊境、封鎖城市的物理隔離措施，只能趨緩疫情，卻造成防疫疲勞（Pandemic fatigue）。唯有具治療功效之藥物或有預防價值之疫苗等防疫醫藥產品的普及，方為釜底抽薪之救世解方。

（二）化危機為轉機——將生醫產業打造成另一座護國神山

　　因此，生醫產業與醫藥產品在新冠疫情中，不但彰顯作為關乎國家秩序穩定和經濟民生繁榮的重要環節，更是躍居影響國計民生的重要戰略物資之一。我國政府成功整合上下游產業鏈形成「口罩國家隊」來統合資源、加速生產、確保供給，這些以口罩為主的個人防護設備（Personal Protective Equipment, PPE）不但有助安定民心、控制疫情，甚至成為政府進行「口罩外交」的重要資源，為臺灣在全球博得許多好感與支持，也為後續得到外國的疫苗捐贈打下好的基礎[3]。

　　然而，無論是口罩或 PPE 仍然難以與具治療功效的藥物或有預防價值的疫苗相提並論，這類型進入人體並與其發生反應的醫藥產品，其所需投入的大量研發資源以及對於安全性的嚴格，都使得該產業的進入門檻與研發難度，與我國相對成熟的 IC、晶圓製造等半導體產業來說，有過之而無不及。

　　不過，危機即是轉機，正因為目前全球對於防疫醫藥產品需求孔急，而現有的產能不足，若我國能藉此機會積極與國外生醫研究機構或大型藥廠合作，以製造專業開啟「專業醫藥委託開發暨生產製造」（Contract Development and Manufacturing Organization, CDMO）的轉型契機，則未來不僅可以使臺灣成為全球供應鏈的重要節點，更可以切入國際製藥體系，使我國生醫產業複製晶圓代工的成功經驗，進而發展成為臺灣的另一個護國產業。

（三）醫藥開發的超高成本需要透過專利制度來保障收益

想要往醫藥創新與生醫產業領域發展，就必須對產業的特性與挑戰有清楚的認識。蓋藥物的研製成果並非唾手可得，產品從研發到上市，所需投入的成本極高、風險甚大，時程相較於科技業也更長[4]。若未能賦予作為研究發明人的原廠藥商，對其研究成果與利益回收有足夠的法律保障，即使疫情嚴峻、大眾對致命疾病的解方需求十萬火急，仍會因無足夠誘因驅使業者投注巨資與時間進行研究開發、量產製造，而讓人民亦將無取得近用（Access）所需救命藥物或防疫疫苗的可能。

所以，國家必須提供專利制度（Patent system）的法律架構，讓專利權人或經其同意之人能夠藉由實施發明來獲取應得的利益，讓其他人即便因獨立研發或研究仿效而產生相同成果，亦不能實施，否則即構成專利權的侵害，除需要立即停止侵權的行為外，也需要賠償專利權人相關利益損失。唯有如此，才能使具有能力的原廠藥商在預期有利可圖的情況下，願意持續投入研發，也方能在主流病毒株變異快速的當今，願意繼續研製最具治療或防護效果的創新醫藥品和次世代疫苗，對抗人類社會的頑強公衛對手。

（四）產業利益與社會公益間的平衡兩難

然而，本次疫情再次突顯「若一昧保護發明人或原廠藥商」可能帶來的弊端。首先，當疫情爆發時，人們需要的是能用最快速度將疫苗與藥物廣布於世界各地。但事實上，原廠藥商的生產與運銷能力，無法立即提升到這樣的規模，只能先對所處國家或區域優先供給。只是這樣對

於歐美以外的國家，包括臺灣，立即會面臨沒有醫藥武器可用於防疫的困境。

其次，專利權具有區域性，稱為屬地原則或屬地主義。換言之，專利權人需要向個別國家申請，並取得專利權，而該專利權也只在該國家地域內才屬有效。亦即在這個國家地域內，任何人未經專利權人或者他的合法受讓或授權人的同意，都不得實施該專利；而在這個國家地域以外，該專利權則不發生法律效力[5]。也就是說，從原廠藥商的角度來看，若貿然進入尚未取得專利權的國家市場或與當地藥廠合作，不但會面臨沒有專利權可以授權（因為屬地主義），也沒有辦法受到專權制度保護（他人可以仿製並銷售獲利）。

最後，投入大批金錢時間進行研發的專利權人，將本求利希望能夠獲取其最大利益，但以歐美已開發國家為主的原廠藥商合理利潤，可能已經是亞、非或南半球第三世界發展中國家難以負擔的天價。以目前因應疫情開發出的廠牌疫苗為例：莫德納（Moderna）藥廠的商業價格（約為每劑 $30）幾乎是放棄獲利採用成本價供應的阿斯特捷利康（AstraZeneca, AZ）藥廠的十倍（約為每劑 $3）[6]。如此一來，對於許多期盼疫苗藥品的世界各國人民來說，很可能是看得到，但用不起，對於全球團結防疫、早日終結疫情來說也沒有助益。因此，我們需要能夠平衡產業利益與社會公益的專利制度與實務操作，才能兼顧兩者、追求全體的最大福祉。

承上可知，若救命藥物或防疫疫苗之專利權均為外國原廠藥商持有，不但在價格上可能被予取予求或難以負擔，甚至在各國需求孔急下，若其高舉本國優先的保護主義大旗[7]，可能導致其他國家人民有錢

也買不到。在此時，若要衡酌私利及公益間之平衡，就需要引用專利制度中，例如：強制授權或研究試驗免責等，各種基於公益考量的限縮專利權範圍與行使之均衡機制，以求醫藥創新與防疫的議題，在醫藥專利權、公共衛生、人民健康福祉間嘗試取得一個平衡點。本文將以我國為例，逐步分析之。

二、我國在全球生醫產業的狀況與困境

（一）我國在全球生醫產業的角色：仿製原廠藥品為主的學名藥產業以及作為原廠藥品的消費者

在促進新藥發明之外，為使人民合理近用藥物，以仿製藥品為目的之學名藥（generic drugs）和生物相似性藥（biosimilar）等藥廠，亦為生醫製藥產業不可或缺的要角。雖然，仿製藥係具有與新藥相同藥品生體可用率及生體相等性的藥物活性成分，但每種藥品的製造能力並非與生俱來，包含小分子有機化合物及胜肽化合物的合成工藝和製造技術均需投入研究開發，生體可用率及生體相等性亦需經臨床試驗。

以我國生醫產業結構來看，全國近 200 家的製藥廠商仍是以製造仿製藥或原料藥為主，兩者約占製藥業的八成以上，規模與知名度相較國際大廠不能相比[8]。此外，以實證數據來看，我國全民健保藥費支出雖高達新臺幣 1,701 億元（2017 年），但卻有八成以上是用於支付原廠藥品[9]，其中前六大進口國分別為德國、美國、愛爾蘭、法國、瑞士、日本，總金額已接近新臺幣 800 億（2018 年）[10]。因此，從全球生醫產業

結構與國內市場來看，我國生醫產業仍是以仿製原廠藥品的學名藥廠為主，並以作為原廠藥品的消費國存在於國際市場。

（二）《專利法》上的研究或實驗免責

《專利法》立法的目的在於鼓勵、保護、利用發明等創作，以促進產業發展。作為一種衡平鼓勵創新與公眾揭露交換機制（quid pro quo），專利制度會授予發明或申請權人在一定期間獨占排他的專利權，以享有商業競爭優勢、鼓勵其公開發明使公眾得為學習，並在專利權期間屆至後供公眾廣泛利用、使產業得以發展。但與此同時，亦規定當他人以研究或試驗為目的來適度實施使用該發明時，不在這樣的限制之內[11]。

試想，我們在從事研究或實驗時，通常是在原有技術的基礎上進行發展，如果都需要取得各項專利權之權利人的同意才能進行，將造成研發人員裹足不前，反而妨礙研發，不利技術之創新。因此，各國《專利法》基本上都設有研究或實驗免責規定，或透過判例之習慣法承認其為免責事由，以促進各項發明之學習、改良或創新。

（三）自行研發與研究試驗的兩難

本次疫情延燒全球、一波未平一波又起，根據 WHO 的統計數字，至 2022 年 1 月中，已有超過三億人染疫、五百萬人死亡，每日新增案例都在數百萬人之譜[12]。面對二戰以來最嚴竣的全球衛生危機，防疫疫苗與治療藥物的研發、量產與分配，即為全球脫離新冠疫情夢魘的關

鍵。臺灣在這種情況下也難以獨善其身，屢屢需要排除萬難、克服國際政治上的各種阻撓，如精衛衝石填海般想盡辦法取得保障國民健康、控制疫情所需的疫苗或藥物[13]。在這種困境之下，自行研發所需的疫苗或藥物就成為民眾殷殷期盼的目標。

然而，自行研發開發新藥不容易，除需在早期研究尋求具有藥理活性的新分子實體或生物藥品之先導藥品，更需投注時間、資力於臨床開發，經歷漫長動物和人體臨床試驗，再確認藥品安全性與有效性後，始可向中央衛生主管機關申請上市，約每 1,000 種先導藥品最終僅得其一取得上市許可。一個能成功上市的藥物，其成本是以百億以上臺幣計算，這對於我國國內藥廠是極其沉重的負荷與風險，更遑論要與國際跨國藥廠間競爭、甚至打入海外市場的種種難度，在在都使得本土自行研發之路顯得艱難無比[14]。

另一方面，由於開發新藥的高額成本與保護將來可能獲益，以提供歐美國家為主的新藥藥廠，會在研究開發過程持續申請專利，使藥品最終成功上市後，能藉由專利權排除他人未經其同意製造、使用、販賣、販賣要約、進口其所研發的新藥，支撐市場價格、回收投注的資本，並獲得持續至研發下一顆新藥的資金來源。如此一來，以我國學名藥廠為主的產業無論是希望進行相關研究、或為防疫需要而希望超前部署，如果在尺度拿捏或法規適用上不精準，即便是有機會可以引《專利法》關於研究或實驗免責、藥物試驗免責，甚至是強制授權規定，在未能得到原廠專利權人的明確授權或同意前不得利用，還是隨時需要擔心遭到專利侵權的指控或訴追，而負擔賠償責任，甚至引起國際間貿易爭端。

三、國際間針對疫情的醫藥合作與最新發展

（一）COVID-19 疫情下全球缺藥缺疫苗的因應與合作：COVAX

世界各國面對 COVID-19 疫情的策略是各顯神通、各自發展疫苗。從 2020 年年中開始，當時美國的川普政府，即透過名為「曲速行動」（Operation Warp Speed）的公私協力夥伴模式（Public-Private Partnerships, PPP），以政府出資超過 100 億美金、動員衛生部（HHS）、國防部等各部會的資源，出錢出力協助國際藥廠研發全球最需要的疫苗與藥物，目標是 2021 年 1 月能提供三億劑的疫苗給全美民眾使用 [15]，這樣的努力與投入，幫助輝瑞（Pfizer-BioNTech, BNT）、莫德納（Moderna）、嬌生（Johnson & Johnson）等國際藥廠開發製造民眾所需要的防疫疫苗。與此同時，歐洲各國如法國、義大利、德國、荷蘭、英國等許多國家也聯合協助阿斯特捷利康（AstraZeneca, AZ）研發生產疫苗；俄國與中國也自行研製出疫苗供該國與部分第三世界國家所需 [16]。

然而，對於同樣苦於缺乏疫苗的多數國家來說，這些由歐美所領導、須先滿足國內需要的疫苗生產，很難在短期內供應其所需，所以在 2020 年年中，「COVID-19 疫苗全球取得機制」（the COVID-19 Vaccine Global Access, COVAX）因應而生。這個由世界衛生組織（WHO）、全球疫苗免疫聯盟（the Global Alliance for Vaccine and Immunization, GAVI）及流行病預防創新聯盟（the Coalition for Epidemic Preparedness Innovations, CEPI）所共同發起的機構與平台，目

的在確保全球疫苗能夠公平地被分配，也確實發揮了一定的作用。

可惜的是，COVAX 雖然立意良善，在很多時候仍面臨徒善不足以為政的挑戰。由於各國之間嚴重缺乏團結與互信，先進國家搶先一步與國際疫苗大廠達成了許多獨立於 COVAX 之外的「資助與供應」（sponsor and supply）契約，對疫苗的平均分配造成了威脅。換句話說，已開發國家向 COVAX 提供資金，宣稱是為支援所有人提供疫苗，卻在同時爭相尋求所有他們能買到的疫苗。即有研究指出，僅代表全球人口 16% 的國家或政體，卻攫取了 2021 年全球五種最領先疫苗（例如：AZ、Moderna 、BNT）70% 的可用劑量，全球疫苗供應仍面臨患寡且患不均的困境 [17]。

（二）關於暫時豁免智慧財產權的倡議

2021 年 5 月 5 日，世界貿易組織（WTO）針對疫情中的經貿與智慧財產權議題提出會員國應朝四個方向進行努力，分別為：

1. 手上握有大於國內需求 COVID-19 疫苗數量的會員，應透過 COVAX 或其他機制與會員分享疫苗；
2. 需檢視可能影響治療藥物或疫苗等物資供應鏈的措施；
3. 與製造商合作，使其動員現存在開發中國家的閒置疫苗生產力；
4. 會員需儘快對《與貿易有關的智慧財產權協定》（Agreement on Trade-Related Aspects of Intellectual Property Rights, TRIPS）中對智慧財產權保護之豁免的修定進行協商 [18]。

同日，美國聯邦政府貿易代表戴琪（Katherine Tai）發表聲明呼應 WTO 的倡議，說明美國將支持 COVID-19 疫苗豁免 TRIPS 中對智慧財

產權保護的規範，同時將積極參與 WTO 場域的協商，與其他會員國達成共識[19]。然而，仍有以歐盟為首的許多國家並不支持此項豁免倡議，如歐盟即指出疫苗當前的最大問題並非智財權的豁免，而是生產能量與可得性，認為美國應該與歐盟相同，將所生產的劑量出口[20]。

（三）另一個 COVID-19 疫情下 PPP 範例：Medicines Patent Pool

藥品專利集管組織（Medicines Patent Pool, MPP）是另外一個試圖透過 PPP 因應醫藥創新與全球疫情的好例子。這個聯合國支援的公衛組織透過與各國政府、國際組織、產業界、患者團體等對象合作，對所需救命藥品和疫苗進行優先順序的排列，敦促作為專利權人的原廠藥商以自願性、非專屬授權的方式匯集相關智慧財產權至集管團體；接著，再由 MPP 授權給各國仿製藥廠並收取權利金，藉此鼓勵製造仿製藥和開發新配方，促進中低收入國家之救命藥品和疫苗的取得與研發[21]。

相較於智財保護之豁免對於原廠藥商權益侵害的疑慮，MPP 的集管性質係透過提供一站式（one stop）的授權服務，使仿製藥廠在製造藥物時可以不必向多家原廠藥商進行授權協商，而減少許多的風險與困難。舉例：mRNA 疫苗為新世代的技術平台，且需經過非常繁複的製造程序，包含 Moderna、BNT 公司均具有各自的技術特長與製程專利權保護，當各國致力研發與產製本土 mRNA 疫苗時，不僅會遇到技術上的瓶頸，各藥廠布局多時的技術或製程專利更可能因各自獨立而成為各國發展國產疫苗的障礙。此時，MPP 一站式的授權，即可大幅縮短仿製藥廠向各原廠藥商協商專利授權所需的時間，又不至於像智財豁免會有侵害原發明人利益的疑慮，可以說是值得關注與發展的新趨勢。

四、我國改革建議：展現研製能力並尋求授權生產與使用

疫情肆虐，沒有人是局外人。作為全球生醫製藥產業鏈的後進發展國家，我們仍可以尋求各種法律與策略上的創新，於專利法研究實驗和試驗免責範圍內[22]，成功合成、試產高純度之藥物或疫苗原料，並在充分展現研製能量後，積極尋求原廠藥商的專利授權，透過政府的介入或商業結盟的合作，從爭取代工、強制授權、交叉授權等各種方案切入，以促進產業、培植醫藥創新，並保障國民健康，以下分述之：

（一）展現研製能力，爭取代工授權

回顧我國本次疫情險峻時，投入國外潛力藥物的仿製和新世代疫苗（如：次單位蛋白質、mRNA 等）量產技術的研發經驗，若能向持有專利權的外國原廠藥商展現我國研製能力，尋求其授權我國製造商製造滿足國人必要需求之藥物或疫苗的數量，甚至在量產能力達標後，為其代工、外銷至鄰近國家[23]。

本文認為，唯有強力展現我國生醫製藥產業鏈的研製能力與高品質的製成品，方能獲得外國原廠藥商的注意。或許這次為吉立亞公司（Gilead Sciences, Inc.）的瑞德西韋（Remdesivir）[24]和莫德納公司（Moderna, Inc.）的 mRNA 疫苗研究和量產技術未能派上用場，但在疫情持續下，救命藥物或防疫疫苗絕對不只一種，醫藥技術也不斷在創新，實力可以被看見，經驗亦持續累積，相信我國產業鏈在不久的將來即會受外國原廠藥商的青睞。

展望後疫情時代，有鑑於新世代醫藥品開發成本攀升[25]，藥廠風險

遞增，製藥業者朝向專業分工的供應鏈體系，激勵 CDMO 模式出現。新冠疫情爆發，疫苗廠商產能嚴重不足，製藥及疫苗產能互相排擠，造成 CDMO 需求擴大，在市場資金挹注下，產業規模也加速擴張，形塑具有國際規格產能和價格優勢的規模經濟效益。再者，CDMO 若欲站穩發展根基，必須兼具製程上的研發與專利權的取得。當生醫產業在依循半導體產業模式，隨著設計和製造的專業分工日益深化，涵蓋臨床試驗藥到最終藥品製造 CDMO 廠商，有望以成熟的技術、充足的產能和完整的專利布局，爭取全球接單、臺灣生產的獨家授權與代工商機。

（二）引用強制授權，爭取直接授權

COVID-19 疫情遠超 2005 年 H5N1 流行性感冒之危險，有賴我國官民上下齊心，即使陰霾籠罩，疫情至少控制得宜，多數時日仍如常生活。民眾落實防疫新生活之外，生醫產業亦當仁不讓地積極展現豐沛研製能量，若佐以智慧局曾准予強制授權的前例，當可對我國產業與原廠藥商就授權進行協商時，提供相當高的參考價值與意義。

強制授權的基本精神，在於當國家面臨緊急危難等重大緊急情況等特定情況，由專利專責機關將特定專利權授權給特定人（法人），使其取得使用該專利技術之權利[26]。與此同時，為補償專利權人，除鼓勵雙方於合理期間嘗試以協議授權，強制授權的審定書應載明其授權之理由、範圍、期間，以及應支付之補償金[27]。

實務上，我國亦曾於 2005 年 H5N1 流感即將全球大爆發之際[28]，由經濟部智慧財產局（簡稱「智慧局」）附條件核准「克流感」

（Tamiflu）強制授權案，雖該專利權專屬被授權人羅氏大藥廠曾發表聲明質疑，惟其最後並未對前開強制授權行政處分提起訴願，遂告確定，為我國強制授權的成功案例。

然而，本文認為現行強制授權機制仍有未全然保障專利權人的疑慮，即使強制授權之被授權人應支付專利權人補償金，該補償金仍係由智慧局核定[29]，此舉可能違反專利權人意願，更可能扼殺外國藥廠未來與我國產業鏈合作機會，錯失產業發展契機，故強制授權可作為我國產業與原廠藥商洽談合意授權的籌碼，但仍應視為政府介入的最後手段而謹慎用之。

（三）利用其他專利，爭取交互授權

交互授權（cross-licensing），係指專利權人雙方互相約定同意對方使用自己的專利技術，彼此既是授權人亦為被授權人。以瑞德西韋為例，原廠藥商在我國所擁有的專利權範圍係化學成分結構（物質、組合物）與應用在絲狀病毒科病毒的治療（用途），其未必涵蓋到使用在冠狀病毒或本次引發 COVID-19 之新冠病毒的治療之上。故即有中國研究機構試圖搶先申請將該藥品用於治療新冠病毒之用途專利，其背後的盤算推斷係欲透過類似「搶註」的行為，增益後續與原廠藥商談判之籌碼，劍指專利交叉授權[30]。

但是，本文認為前述中國研究機構做法未必成功，且並不適合我國，若我國學研單位或民間藥廠在研究實驗階段，發現任何有專利價值之改良發明，仍應考慮申請專利，因為原廠藥商未必不會因此考慮與我

國產業進行交叉授權。長遠來看，甚至因為原廠藥商所擁有之藥品與專利並不只限於瑞德西韋或 mRNA 疫苗單一品項，若我國能整合產官學握有原廠藥商有興趣之相關專利，亦可能以之為交易標的與談判籌碼，來爭取我國產業鏈取得該專利授權之契機與可能。

五、結論

推動生醫產業醫藥創新是我國當前政府「六大核心戰略產業」重要的一環。此次全球疫情更讓我們看到能否取得救命藥物與防疫疫苗是影響國本、全民福祉的死生大事。因此，如何使臺灣成為全球生醫創新研發樞紐、供應鏈的重要節點，甚至複製晶圓代工的成功經驗，發展成為下一個護國產業，絕對是國人最重要的挑戰與目標之一。

本文從專利法制與產業策略出發，探討如何利用藥物研究實驗與試驗免責規範，在保障新藥廠專利權的前提下，超前部署從事該等藥物原料的研製工作，並藉由強制授權、交叉授權、代工生產等合作方案與策略，達到保障歐美新藥廠商專利權益、兼顧我國防疫與國民健康、推動臺灣生醫產業持續發展的三贏局面。

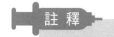
1 本文部分內容改寫自李秉燊、劉汗曦（2020 年 12 月）。大疫當前：從生技製藥產業鏈實務解析我國專利法藥物研究實驗與試驗免責之範圍與界線。全國律師，24(12)，51-60。

2 關於「國際關注的突發公共衛生事件」（PHEIC）的說明，可參見 Lawrence O. Gostin(2017)。國際法規範下的 A 型流感疫情與防備 (劉汗曦編譯)。月旦醫事法報告，8，71。

3 呂正華 (2020)。跨域合作打造口罩國家隊。國土及公共治理季刊。8(4)，38-45。

4 以美國市場為例，據 2016 年統計，藥物從研發到上市，平均需投注約 13 億美金的資金。以開發新藥為目的之生醫研發產業鏈觀之，除需在早期研究尋求具有藥理活性的新分子實體或生物藥品之先導藥品，更需投注時間、資力於臨床開發，並經漫長動物和人體臨床試驗，確認藥品安全性與有效性後，始可向中央衛生主管機關申請上市，約每 1,000 種先導藥品最終僅得其一取得上市許可。

5 經濟部智慧財產局 (2017 年 12 月)。認識專利，25。

6 Light DW, Lexchin J.(2021). The costs of coronavirus vaccines and their pricing. Journal of the Royal Society of Medicine,114(11),504.

7 舉例：法國藥廠賽諾菲因與美國合作研發疫苗，對外指出疫苗開發完成後將「美國優先」，此論惹惱法國政府。
Noemie Bisserbe & Denise Roland(14 May 2020). Sanofi Irks France by Saying U.S. Would Get Any Covid-19 Vaccine First.The WALL STREET JOURNAL. Retrieved from https://www.wsj.com/articles/sanofi-irks-france-by-saying-u-s-would-get-any-covid-19-vaccine-first-11589487379 (Accessed: 23 Jan. 2022)

8 經濟部工業局 (2020 年 7 月)。2020 年生技產業白皮書，58。

9 翁雅欣 (2019 年 5 月)。專利連結藥事法修正立法過程觀察：失落的臺灣全民健康福祉與本土製藥產業利益。全國律師，23(5)，16。

10 經濟部工業局 (2020 年 7 月)。2020 年生技產業白皮書，58。

11 《專利法》第 59 條第 1 項第 2 款：「發明專利權之效力，不及於下列各款情事：以研究或實驗為目的實施發明之必要行為。」

12 WHO Coronavirus (COVID-19) Dashboard.Retrieved from https://covid19.who.int/

13 許瑜真、吳慧娟、徐悦芳、陳蓓諭、江正榮 (2020 年 8 月)。COVID-19：全球疫苗研發進程與公平分配機制初探。疫情報導，36(16)，259。

14 舉美國市場為例，據 2016 年最新統計，藥物從研發到上市平均需投注約 13 億美金的資金。
Joseph A. DiMasi, Henry G. Grabowski & Ronald W. Hansen (2016).Innovation in the Pharmaceutical Industry：New Estimates of R&D Costs. Journal of Health Economics, 47,20-33.

15 Gostin, L.(2021). O, GLOBAL HEALTH SECURITY: A BLUEPRINT FOR THE FUTURE. Harvard University Press.

16 同前註。

17 Olivier J Wouters, Kenneth C Shadlen, Maximilian Salcher-Konrad, Andrew J Pollard, Heidi J Larson, Yot Teerawattananon, Mark Jit(2021). Challenges in ensuring global access to COVID-19 vaccines: production, affordability, allocation, and deployment. 397 10278 THE LANCET,397(10278),1023-1034. doi: https://doi.org/10.1016/S0140-6736(21)00306-8

18 DG Okonjo-Iweala underlines urgent need to address equitable access to vaccines. (05 May 2021). WORLD TRADE ORGANIZATION Retrieved from https://www.wto.org/english/news_e/news21_e/gc_05may21_e.htm (Accessed: 23 Jan. 2022).

19 Statement from Ambassador Katherine Tai on the Covid-19 Trips Waiver, USTR (05 May 2021). Retrieved from https://ustr.gov/about-us/policy-offices/press-office/press-releases/2021/may/statement-ambassador-katherine-tai-covid-19-trips-waiver (Accessed: 23 Jan. 2022).

20 Ashutosh Pandey, COVID vaccine patent waivers divide EU leaders, DW (07 May 2021). Retrieved from https://ustr.gov/about-us/policy-offices/press-office/press-releases/2021/may/statement-ambassador-katherine-tai-covid-19-trips-waiver (Accessed: 16 Jan. 2022).

21 News, The Medicines Patent Pool and the World Intellectual Property Organization to further advance strategies and information sharing for public health, THE MEDICINES PATENT POOL (Feb. 25 2021). Retrieved from https://medicinespatentpool.org/news-publications-post/mpp_wipo_collaboration_2021(Accessed: 23 Jan. 2022).

22 《專利法》第 59 條第 1 項第 2 款和第 60 條參照。

23 例如：吉立亞公司於 2020 年 5 月 14 日宣布自願授權（免給付授權金）印度和巴基斯坦等五家仿製藥製造商，以製造供應瑞德西韋予 127 個開發中國家直至世界衛生組織宣布新型冠狀病毒肺炎疫情不再是全球公衛危機，臺灣並不在列。
Press Release, Voluntary Licensing Agreements for Remdesivir, GILEAD SCIENCES, INC., Retrieved from https://www.gilead.com/purpose/advancing-global-health/covid-19/voluntary-licensing-agreements-for-remdesivir.(Accessed: 23 Jan. 2022).

24 瑞德西韋 (Remdesivir) 早期是吉立亞公司針對伊波拉病毒研發的藥物，為本次疫情中最早被認為具有治療冠狀病毒潛力的藥物之一。

25 例如：細胞治療、基因治療和抗體偶聯（ADC）藥物。

26 我國已於 2011 年修正《專利法》第 87 條至第 91 條有關藥物強制授權的規定。
謝欣晏、陳俐伶 (2015 年 1 月)。藥品近用有關彈性條款落實之相關發展與爭議：
以低度開發國家為中心。經貿法訊，172，11-12。

27 《專利法》第 88 條第 3 項前段參照。

28 Lawrence O. Gostin(2018 年 12 月)。針對大流行流感的醫療對應措施：倫理與法
律 (劉汗曦編譯)。月旦醫事法報告，26，69。

29 《專利法》第 91 條第 3 項後段參照。

30 李秉燊 (2020 年 2 月 12 日)。一文看懂中國搶先申請新冠病毒治療方法專利的企圖
與限制。北美智權報，254。取自：http://www.naipo.com/Portals/1/web_tw/
Knowledge_Center/Industry_Economy/IPNC_200212_0702.htm（最後瀏覽日期：
2022 年 1 月 23 日)。

第十六章
美國醫療對應措施立法[1]

施明遠[2]

　　新冠疫情延燒至今，造成無數人民生命財產的損失，臺灣雖在防疫方面頗有建樹，後端法制層面卻十分不足，故本文將盤點美國醫療對應措施之發展以為借鏡，提供臺灣未來法制發展的參考。

　　美國醫療對應措施的立法發展可追溯至 2001 年發生的「911 事件」，面對這類化學、生物、輻射、核威脅（chemical, biological, radiological, and nuclear threats, CBRN）等相關之公共衛生緊急事件或戰場緊急情況，需要仰賴藥品及醫療補給措施等「醫療對應措施」（Medical countermeasures, MCM）因應[3]。因此美國政府制定新法，提供發展 MCM 所需的授權及資金，並由美國衛生及公共服務部（U.S. Department of Health and Human Services，美國衛生部）的公共衛生緊急醫療對策事業（Public Health Emergency Medical Countermeasures Enterprise）負責協調與 MCM 相關的工作[4]。至於 MCM 安全性與有效性的評估，則由隸屬於美國衛生部的美國食品藥物管理局（U.S. Food and Drug Administration, FDA）負責，並與其他非政府組織、研究中心（包含大學）及企業合作促進 MCM 的發展[5]。

一、美國規範、制度與經驗分析

依據美國法制內容及各法規在公共衛生緊急事件防禦體系扮演的角色，本文將美國近 20 年與醫療對應措施的立法進程，分為三大階段：

（一）第一波：反恐與國安威脅之因應

第一波法制主要應對恐怖主義及國家安全威脅，例如：2004 年制訂的《生物盾計畫法》（Project BioShield Act）源自 2001 年發生的世界貿易中心攻擊事件，以及數家新聞媒體辦公室及參議員陸續收到含有炭疽熱病毒信件等一連串事件，相關事件暴露美國商業市場上嚴重缺乏醫療對應措施的問題，因此制定該法確保生物攻擊發生時，國家具備足夠的醫療對應措施儲備。

1. 2002 年《公共健康安全與生物恐怖主義之預防及因應法》

2002 年生效的《公共健康安全與生物恐怖主義之預防及因應法》（Public Health Security and Bioterrorism Preparedness and Response Act of 2002）目的在於「提高美國預防、準備和因應生物恐怖主義及其他公共衛生緊急事件的能力」[6]。首先，本法規範國家對生物恐怖主義和其他公共衛生緊急情況的準備方式，包含：協調式戰備計劃的制定和執行，並採取與衛生相關的行動，以有效準備和因應生物恐怖主義和其他公共衛生緊急情況[7]，成為各種提供公共衛生計畫研究補助的法律基礎[8]；其次，也加強對危險生物製劑和毒素的控制力道，建立一系列可能對人類的公共衛生、安全以及動植物之健康構成嚴重威脅的生物製劑和

毒物清單，加以規範其持有和使用[9]；第三，同時保護食品和藥品的安全供應，除提出行動計劃外更與美國各州、相關聯邦機關、食品行業、消費者與生產團體以及科學組之等利害關係人合作，透過制定風險溝通與教育等計畫，抵禦生物恐怖主義對食品供應造成的威脅[10]。最後，本法亦保障飲用水的安全，透過制定《美國安全飲水法》（US Safe Drinking Water Act），評估一定規模的供水系統面臨恐怖攻擊或其他實質破壞時，該系統維持安全、可靠供水的能力[11]。

2. 2004 年《生物盾計劃法》

2004 年制訂的《生物盾計劃法》（Project BioShield Act of 2004）修正先前的《公共衛生服務法》（Public Health Service Act）[12] 及《聯邦食品、藥品和化妝品法》（Federal Food, Drug, and Cosmetic Act（FD&C Act），《食藥與化妝品法》），加速研究、制定、取得及運用抵抗 CBRN 威脅的 MCM 策略[13]，主要聚焦於簡化 CBRN 相關資金之審核程序、保證收購 MCM 產品及允許使用未經批准之 MCM 等三個面向。

首先，擴大政府的採購權限[14]，例如：針對任何有迫切研發需求的合格 MCM 大幅降低採購門檻[15]，並加速同儕審查程序（peer review procedures），以取代原本冗長的同儕審查及顧問委員會的評審流程[16]；其次，為於發生生物恐怖攻擊或其他公共危機時，提供美國公民醫療保障[17]，擴大簡易化採購門檻的適用範圍，為政府提供更大的決策自由[18]；第三，規範在緊急狀況下，使用醫療產品的授權標準，並允許FDA 授權預計用於實際或潛在緊急狀況的藥物、設備或生物性產品的

跨州貿易[19]；第四，授權政府若判定某產品可以有效診斷、治療或預防疾病，對公眾的潛在利益大於潛在風險，且目前市面上沒有足夠，且經批准的替代產品，可以放棄或限制原本有關產品的製造、加工、包裝或保存之規範[20]。最後，亦規範緊急授權報告製作的標準，並要求應向美國國會提交年度報告[21]。

3. 2005 年《公共緊急事態準備法》

2005 年的《公共緊急事態準備法》（Public Readiness and Emergency Preparedness Act of 2005 （PREP Act）），修正《公共衛生服務法》，免除美國聯邦法或州法中有關個人管理或使用特定醫療對應措施所造成或衍生的所有損失之訴訟與責任[22]。本法有權對司法審查加以限制，且優先於州法適用[23]，但並未豁免故意不當行為的責任[24]。除此之外，也成立「受規範對應措施處理基金」（Covered Countermeasure Process Fund）之緊急基金，提供補償給因使用相關對應措施而造成特定傷害的個人[25]。

（二）第二波：擴及「所有災害」（all hazards）之因應

第二波立法與災害防治有關，將防備的焦點從生物恐怖攻擊擴及到所有潛在危害。

1. 2006 年《大流行疫情及所有災害準備法》

在卡崔娜颶風（Hurricane Katrina）事件後，美國於 2006 年制定《大流行疫情及所有災害準備法》（Pandemic and All-Hazards Preparedness Act of 2006 (PAHPA)），並對美國的災害防備、指揮及因

應進行許多重大革新[26]，而該法名稱中「所有災害」所涵蓋的範圍比緊急情況與災難更廣泛。本法建立國家災害防備及因應、指揮、組織及規劃，指定美國衛生部部長負責因應全美之聯邦公共衛生緊急情況[27]，並在美國衛生部設置「準備及因應助理部長」職位，擔任所有與準備及因應公共衛生緊急事件相關事項之主要顧問，負責監督合格醫療對應措的研究、制定及採購[28]。

首先，透過獎勵要求州或地方政府進行練習或演練，測試該地區面對醫療緊急情況準備及回應的能力[29]；其次，要求州與地方政府落實問責制，確保改善幅度逐年提升[30]；第三，要求政府應建立接近即時的電子化全國公共衛生情況感知網絡（near real-time electronic nationwide public health situational awareness capability），透過網路系統分享數據及資料，以更迅速的回應及管理潛在的災難性傳染疾病爆發及其他國內外的公共衛生緊急情況[31]，並可視情況給予各州補助[32]；此外，於大流行疫情期間，也應該追蹤聯邦所購買的疫苗及其他醫療資源之分配[33]。

《大流行疫情及所有災害準備法》針對醫療資源短缺時，醫療機構因應醫療需求緊急增加（medical surge）的情形，修正《公共衛生服務法》，要求對「國家災難醫療系統」（National Disaster Medical System）進行審查，評估醫療負荷量[34]、透過建立及維持自願性公共衛生服務軍官團（Medical Reserve Corps），在公共衛生緊急情形下提供足夠的自願人力[35]、提供並開設衛生與醫療因應之課程及培訓[36]，並且提供補助或合作協議，以提升醫療需求緊急增加之負荷量及強化對公共衛生緊急情形的準備工作[37]。

除此之外，本法亦關注大流行疫情、生物防禦疫苗及藥物開發，包

含：研擬生物防禦及新興傳染病相關醫療對應措施的研發、創新及採購之戰略計劃[38]，並於美國衛生部內部建立「生物醫學進階研究與開發機構」（Biomedical Advanced Research and Development Authority, BARDA），負責醫療對應措施之進階研究及發展[39]，也成立「國家生物防禦科學委員會」（National Biodefense Science Board），針對自然發生、意外導致或是故意引發之現有或未來的 CBRN 生物製劑，提供科學及技術層面之專家建議及指導[40]。除此之外，也確立《生物盾計畫法》下所謂「合格的醫療對應措施」[41]，藉由更新《食藥與化妝品法》成立專家團隊協助生產與監管工作，以在疫苗或醫療對應措施短缺的情形下提供廠商技術援助[42]。

2. 2013 年《大流行疫情及所有災害準備再授權法》

2013 年的《大流行疫情及所有災害準備再授權法》（Pandemic and All-Hazards Preparedness Reauthorization Act, PAHPRA）針對《公共衛生服務法》及《食藥化妝品法》內之「有關公共衛生安全及所有危害之準備與因應」進行重新授權[43]，具備比先前更完善的法律授權，並強化 CBRN 生物製劑及傳染性疾病等公共衛生緊急事件的事前準備。其中包括強化國家公共衛生緊急事件之準備及因應，修正《公共衛生服務法》，要求準備及因應助理部長提供公共衛生及醫療準備方面的政策協調及指導[44]，同時也成立「國家兒童及災害諮詢委員會」（National Advisory Committee on Children and Disasters），負責評估及提供兒童在所有危害緊急情況下之醫療及公共衛生相關資訊及諮詢[45]。除此之外，更優化各州及地方所有危害之準備及因應，授權美國衛生部於公共

衛生緊急情形期間臨時變更人員編製[46]，要求制定統一策略及實施計畫，為生物監測工作（biosurveillance activities）現代化，以及強化不同生物監測系統間的資訊共享擬定實施步驟[47]。

最後，也加強對醫療對應措施的審查，開放美國衛生部權限以授權產品進入州際貿易及免除部分生產規範的適用[48]，並加速醫療對策之前瞻研究及發展，修正《生物盾計劃法》，內容包含重新授權《生物盾計劃法》的特別預備基金（Project BioShield Special Reserve Fund）[49]、BARDA 機構[50]及國家戰略儲備（National Strategic Stockpile）[51]。

（三）第三波：以生醫創新科技來強化醫療對應措施

第三波延續前兩階段的成果，並進一步促進生物醫學創新及科技發展，以強化醫療應對措施的開發、研究及投資。

1.《二十一世紀醫療法》

《二十一世紀醫療法》（21st Century Cures Act）的立法目的在加速醫療產品之發現、開發及運送[52]，也適用於 MCM。相關條文包含：促進醫療產品開發的一般性規定、特別適用於 MCM 之規定、緊急使用授權、MCM 優先審查憑證計劃。

(1) 促進醫療產品開發

《二十一世紀醫療法》鼓勵使用複雜適應（complex adaptive）及其他創新的實驗設計於藥物或生物產品之開發、管制審查以及核准或認證[53]，同時實施計畫以評估真實世界證據（real-world evidence）之運用[54]。

(2) 特別適用於 MCM 之規定

《二十一世紀醫療法》規定應開發針對 MCM 的指引[55]，確保合格的醫療對應措施、大流行疫情與流行疾病相關產品及安全應變措施具備及時且正確的建議使用指引[56]。在權責劃分方面，確立 BARDA 機構的締約權限，美國衛生部應透過 BARDA 機構履行特別預備金資助的計畫[57]，規劃 MCM 優先的五年期醫療對應措施預算[58]；並且規劃 MCM 創新及研究[59]、改善生物盾計畫採購流程[60]；以及確立 FDA 有關動物用藥的緊急使用授權[61]。最後，允許優先審查憑證能夠由美國衛生部核發給應用於對抗嚴重威脅的醫療對應措施之資助者，優先審查其人體藥品應用[62]。

2. 2017 年針對治療戰時製劑傷害之醫療產品緊急使用相關立法

除此之外，美國於此一時期亦修正《食藥與化妝品法》，授權額外的醫療產品作為緊急用途，以降低因戰爭帶來的死亡率及傷勢[63]，並為美國國防部與 FDA 之間的合作制定框架。此次修正《食藥與化妝品法》第 564 條的緊急使用授權規定[64]，擴張緊急使用授權的範圍，納入 CBRN 製劑或其他對美國軍隊可能造成或伴隨立即生命威脅或明確風險之製劑，而造成美國軍隊陷入極高風險的軍事緊急情況，或即將面臨重大的軍事緊急等情況[65]。此外，國防部得請求 FDA 加速醫療產品核准與授權之審查流程，包括醫療產品開發、研發中新藥審查、研發中裝置審查之例外等，於軍事緊急情況及合理認為該醫療產品之應用、提案或通知有助於診斷、預防、治療或減輕危及生命的危險[66]。而 FDA 也獲得加速審查國防部開發的醫療產品之權限[67]。最後，此次修法有兩項建

立國防部與 FDA 之合作與交流之規定[68]，包括與 BARDA 機構等開發合作對象接洽，並以半年為單位，全面審查國防部提案的相關產品[69]。

於 2018 年 7 月 10 日，FDA 實際適用修正後之《食藥與化妝品法》，針對 Centre de Transfusion Sanguine des Armées 所製造之 Pathogen-Reduced Leukocyte-Depleted Freeze-Dried Plasma 啟用緊急使用授權[70]。此外，於 2018 年 12 月 2 日，FDA 與國防部簽署備忘錄[71]，建立兩機關間執行本法之一般性架構[72]。

3. 2019 年《大流行疫情與所有災害準備和創新促進法》

《大流行疫情與所有災害準備和創新促進法》（Pandemic and All-Hazards Preparedness and Advancing Innovation Act）重新授權《公共衛生服務法》與《食藥與化妝品法》關於公共衛生安全與所有災害準備與應變之措施[73]，包括強化國家衛生安全策略，要求更新國家健康安全戰略（National Health Security Strategy）中潛在的緊急衛生安全威脅之敘述以及達成應變準備目標之規劃，使其與國家應變準備目標（national preparedness goal）、國家事故管理制度（National Incident Management System）以及國家應變計畫（National Response Plan）一致[74]；亦確立準備與應變之方針與標準，更新有實證基礎之標準評估項目、評估應採納的客觀標準[75]，並修正準備與應變計畫內容[76]。

《大流行疫情與所有災害準備和創新促進法》於《公共衛生服務法》增加關於創傷應對之軍民合作章節[77]，將更多資源投入美國政府生物監控計畫[78]，並確立公共衛生緊急事件快速因應基金之應用[79]、增進公共衛生志工於所有災害中防備與應變之能動性，也釐清這類自願投入

健康照護之專業人員於公共衛生緊急事件時的法律責任[80]。亦將社區動員力納入考量，強化與評估緊急情況應變之動員力[81]。最後，要求準備及因應助理部長維持現有的國家安全威脅評估，並依據公共衛生緊急事件發生的可能性，闡明防備與應變能力[82]；並解決大流行疫情之防備、抗生素之抗藥性以及其他威脅等相關議題[83]，允許個人或是授權他人提交數據與資訊的檔案，作為醫療對應措施提案的參考[84]。

4. COVID-19 緊急立法

2020 年初全球爆發 COVID-19 疫情，美國陸續制定 2020 年《冠狀病毒援助、紓困和經濟安全法》（The Coronavirus Aid, Relief, and Economic Security Act）、2020 年《冠狀病毒防備和因應之補充撥款法》（Coronavirus Preparedness and Response Supplemental Appropriations Act）、2021 年《綜合撥款法》（Consolidated Appropriations Act）以因應疫情下之防疫及民生需求。首先，2020 年 3 月 6 日通過《冠狀病毒防備和因應之補充撥款法》，提供美國抑制 COVID-19 傳播以及對抗 COVID-19 大流行所需資金[85]。2020 年 3 月 27 日通過《冠狀病毒援助、紓困和經濟安全法》，因應 COVID-19 造成的經濟衰退[86] 修正《公共衛生服務法》，將個人防護設備、輔助性醫療用品以及其他應受管理之藥品、疫苗與生物產品、醫療器材與醫學檢測納入國家戰略性儲備[87]，並將呼吸防衛用具（respiratory protective device）指定為公共衛生緊急狀況優先適用之用品之一[88]。最後在 2021 年《綜合撥款法》中，包含兩類 COVID-19 相關的條文[89]，透過設立緊急資金投資計畫（Emergency Capital Investment Program），增進因疫

情受到嚴重影響的族群信貸、補助金與紓困之便利性[90]，並闡明 BARDA 機構得締結一年以上十年以下之契約，委外研究或是購買安全對應措施[91]，同時執行《公共衛生服務法》關於公共衛生防備與應對，及因應對大眾產生潛在威脅的 CBRN 危害所需的資金[92]。

二、美國制度評析

儘管美國經驗與臺灣經驗截然不同，立法制度及政治環境的差異也不易比較，但美國長久以來對醫療體系的投入及經驗仍值得我國參考，故本文透過分析並總結美國經驗，提供臺灣未來立法的建議。

（一）優化管理架構

美國權力分配會考量情形，是屬高度中央集權、專業化及制度化，或需要權力分散、去中心化及較低專業化，其有獨特的水平及垂直分權。垂直分權指的是聯邦劃分中央及各地方權力，而水平分權則為聯邦政府中立法、行政、司法的權力分立。垂直及水平分權、中央集權及地方分權三者的平衡為政府制衡及運作的特色，多數情況下，州政府在聯邦政府的支持下獲得掌控權，有時則不然。從 COVID-19 大流行可得知對管理架構的信心普遍不足，更糟的是，由於黨派間防疫的理念高度對立，更減緩防疫應對的效率。因此可以透過立法允許的例外、非黨派機構以及發生此類情況時的緊急授權，提高行政效率並減少黨派涉入。

（二）決策分類

　　美國政府因應緊急情況的另一重點為決策分類，將決策分為：戰略、運營及行政決策，並標注各分類應由單一或多名決策者負責，如果在緊急情況下，應該將決策分為長期及短期的決策，使政府得以建立敏捷且靈活的應對模式。戰略決策為規劃、實施及監測的循環過程，得以依據大流行環境的變化持續訂定策略、運營及行政選擇，當發生COVID-19這類疫情的極端情況時，持續規劃、實施及監測的能力格外重要。除此之外，決策應該定位於如何執行戰略決策的「運營決策」，制定運營決策的目的在於執行戰略決策已採用的流程及目標，簡言之，運營決策為實現戰略目標的「方式」。最後，應將決策納為有助於戰略決策及運營計畫的常規性「行政決策」，有助於決策者和民眾理解於疫情大流行或其他危害發生時如何執行戰略及運營決策，而為有效因應危害，應謹慎理解和分類立法授權下允許的決策模式。

（三）善用數據分析

　　COVID-19疫情推動美國政府的「疫情分析」（Pandemic Analytics），利用數據分析加速與疫情相關各個領域之策略分析。美國衛生部、美國退伍軍人部及美國能源部（The U.S. Department of Energy）合作發展出的「COVID-19觀點合作關係」（COVID-19 Insights Partnership），這是一項初步資料共享及研究的計畫，[93]該夥伴關係將利用名為「高峰」（Summit）的超級電腦，主要進行疫苗及治療開發、病毒學以及COVID-19相關的其他科學議題研究[94]。而

「COVID-19 高效能電腦聯盟」（COVID-19 High Performance Computing Consortium）是產業、政府及學術機構間的公私合作關係，目的在深化疫苗及治療之研發合作關係[95]，並由美國白宮科學與技術政策辦公室（The White House's Office of Science and Technology Policy）、美國能源部及 IBM 領導[96]，美國國家衛生院亦維持 COVID-19 資料及計算資源開放以供研究人員使用[97]。

此外，在兼顧隱私的前提下，企業應與資訊公司及衛生機構合作，於搜尋引擎及社交媒體進行資料探勘（data mining），以瞭解疾病正在或可能在何地傳播，以及有帶原風險的民眾可能去處，並追蹤隔離中或高風險族群行動。衛生機構亦應將來自私人企業的資料與醫療資料結合，與其他監視資料交互驗證，運用醫療專業知識加以分析。

關於資金的分配方式及資源分配，近期由美國總統拜登簽署的《美國 2021 年救援計劃法》（American Rescue Plan Act）為大流行應對問責委員會（Pandemic Response Accountability Committee）提供資金，以建立大流行分析卓越中心（Pandemic Analytics Center of Excellence）[97]，該中心將運用分析工具向民眾履行資金流向的告知義務，並確保政府對資金的運用承擔責任[99]。

數據分析亦可使用於預測人員及資源的分配，開發新療法也需要強大的數據分析能力以加速藥物開發流程，更可透過數據分析用於空間規劃，如：計算房間的幾何形狀及社交距離等。

（四）聚焦有效性證據

利用資料導向的成功指標及有效性證據（Evidence of Effectiveness）對因應大流行疾病至關重要，資料導向決策（Data Driven Decision-Making）指的是運用事實、指標及資料領導符合特定目標的決策，需要使用者基於證據審視行動方案是否成功。如上述提及之《二十一世紀醫療法》即聚焦於運用真實世界數據（Real-world data）及真實世界證據（Real-world evidence）之監管決策的制定流程。

美國聯邦政府近 20 年來，逐漸透過立法為涉及國家安全的公共衛生威脅提供醫療對應措施之開發的法源基礎及資金，以因應化學、生物、輻射、核威脅、傳染病及其他與健康相關之公共衛生威脅和戰時緊急情況。從美國的立法沿革、模式與實際應用可以發現法律制度的完善是重要的基礎，在此之上，本研究提出四種方式為公共衛生緊急情況提供更完整的防備與因應。首先，應建立優化的管理架構，釐清何種議題應採更高程度的集中化、專業化與形式化之要求；以及何種議題應放鬆管制、去中心化且降低專業化要求。其次，將決策分類為策略決策、執行決策及行政決策，並分別指定決策者。第三，應利用數據分析加速策略分析的程序，將分析技術應用於各個面向。最後，應善加運用成功的數據指標（data-driven metrics of success）以及有成效的證據。

各國政府皆迫切需要精進國家在緊急情況下發展、監控以及評估醫療對應措施之能力，本文對美國 MCM 立法的簡介，期待有助各國政府制定或更新既有的 MCM 立法，並提供美國比較經驗，呼籲臺灣應關注公共衛生對於國家安全的威脅，將其納入國家安全體系，並儘早規劃立

法、劃定權責機關以及明確化法源依據，不僅是為下一波全球疫情做足準備，也是對生物恐怖攻擊的提前防備。

註釋

1　本文改編自作者於 2021 年 5 月投稿於《月旦法學》期刊第 312 期之「從公共衛生危機到國家安全意識——美國醫療對應措施立法之演進與分析」一文，歡迎讀者前往閱讀。關於本文參考的美國立法，目前沒有已知的官方中文翻譯。內文有關美國法律的部分皆由作者自行翻譯，讀者可以對應註釋內引用文字，幫助理解作者嘗試進行的原文翻譯。

2　感謝國立陽明交通大學科技法律研究所碩士生陳昱維、尹心磊協助校對及編輯。

3　U.S. Food and Drug Administration, What are Medical Countermeasures?. Retrieved from https://www.fda.gov/emergency-preparedness-and-response/about-mcmi/what-are-medical-countermeasures[https://perma.cc/L3J2-97VW].

4　*Id.*

5　*Id.*

6　Public Health Security and Bioterrorism Preparedness and Response Act of 2002. (2002). Pub. L. No. 107-188, 116 Stat. 594　　　[Bioterrorism Response Act] (原文是："improve the ability of the United States to prevent, prepare for, and respond to bioterrorism and other public health emergencies")

7　Bioterrorism Response Act § 101 (原文是："for carrying out health-related activities to prepare for and respond effectively to bioterrorism and other public health emergencies").

8　*Id.* § 131.

9　*Id.* § 201.

10　*Id.* § 301. (原文是："develop a crisis communications and education strategy with respect to bioterrorist threats to the food supply," 包括 "threat assessments; technologies and procedures for securing food processing and manufacturing facilities and modes of transportation; response and notification procedures; and risk communications to the public").

11　Bioterrorism Response Act § 401 (原文是："conduct an assessment of the vulnerability of its system to a terrorist attack or other intentional acts intended to substantially disrupt the ability of the system to provide a safe and reliable supply of drinking water").

12 Public Health Service Act, Pub. L. No. 78-410, 58 Stat. 682 (1944), codified at 42 U.S.C. § 201 et seq. (2012).

13 Project BioShield Act of 2004, Pub. L. No. 108-276, 118 Stat. 835 (2004).

14 Id.

15 Id. (原文是："[f]or any procurement…… performing, administering, or supporting qualified countermeasure research or development activities …… necessary to respond to pressing research and development needs").

16 Id. (原 文 是："to obtain assessment of scientific and technical merit and likely contribution to the field of qualified countermeasure research, in place of the peer review and advisory council review procedures that would [otherwise be required]").

17 Id. ("a stockpile or stockpiles of drugs, vaccines and other biological products, medical devices, and other supplies" 為美國公民提供緊急醫療保障 "in the event of a bioterrorist attack or other public health emergency").

18 Id.

19 Id. (原文是："a drug, device, or biological product intended for use in an actual or potential emergency (referred to in this section as an 'emergency use')").

20 Id. (原文是："may waive or limit…… requirements regarding current good manufacturing practice otherwise applicable to the manufacture, processing, packing, or holding of products subject to regulation").

21 Id. § 5 (原文是："the particular actions that were taken [under Project BioShield,] the reasons underlying the decision to use such authorities[, and] information concerning the persons and entities that received a grant, cooperative agreement, or contract pursuant to the use of such authorities").

22 Public Readiness and Emergency Preparedness Act, Pub. L. No. 109-148, 119 Stat. 2818, § 2 (2005) [PREP Act]. COVID-19 PREP Act Declarations can be found at Public Readiness and Emergency Preparedness Act, ASSISTANT SECRETARY FOR PREPAREDNESS AND RESPONSE (ASPR). Retrieved from https://www.phe.gov/Preparedness/legal/prepact/Pages/default.aspx [https:// perma.cc/5PCE-QAWE] (原文是："with respect to all claims for loss caused by, arising out of, relating to, or resulting from the administration to or the use by an individual of a covered countermeasure").

23 PREP Act § 2(原文是："the countermeasure was administered or used during the effective period of the declaration[, and] the countermeasure was administered or used for the category or categories of diseases, health conditions, or threats to health specified in the declaration").

24 *Id.*

25 *Id.* § 3.

26 Pandemic and All-Hazards Preparedness Act of 2006, Pub. L. No. 109-417, 120 Stat. 2831 (2006).

27 *Id.* § 101.

28 *Id.* § 102.

29 *Id.* § 201.

30 *Id.*

31 *Id.* § 202 (原文是："near real-time electronic nationwide public health situational awareness capability through an interoperable network of systems to share data and information to enhance early detection of rapid response to, and management of, potentially catastrophic infectious disease outbreaks and other public health emergencies that originate domestically or abroad").

32 *Id.*

33 *Id.* § 204.

34 *Id.* § 301.

35 *Id.* § 303.

36 *Id.* § 304.

37 *Id.* § 305.

38 *Id.* § 401.

39 *Id.*

40 *Id.* § 402 (原文是："whether naturally occurring, accidental, or deliberate.").

41 *Id.* § 403 (原文是："(i) diagnose, mitigate, prevent, or treat harm from any biological agent (including organisms that cause an infectious disease) or toxin, chemical, radiological, or nuclear agent that may cause a public health emergency affecting national security; or (ii) diagnose, mitigate, prevent, or treat harm from a condition that may result in adverse health consequences or death and may be caused by administering a drug, biological product, or device that is used as described in this subparagraph").

42 *Id.* § 404.

43 Pandemic and All-Hazards Preparedness Reauthorization Act, Pub. L. No. 113-5, 127 Stat. 161 (2013) (原文是："with respect to public health security and all-hazards preparedness and response").

44 *Id.* § 102.

45 *Id.* § 103.

46 *Id.* § 201.

47 *Id.* § 204.

48 *Id.* § 302.

49 *Id.* § 401.

50 *Id.* § 402.

51 *Id.* § 403.

52 21st Century Cures Act, Pub. L. No. 114-255, 130 Stat. 1033 (2016).

53 *Id.* § 3021(b) (原文是："the use of complex adaptive and other novel trial design in the development and regulatory review and approval or licensure for drugs and biological products").

54 *Id.* § 3022.

55 *Id.* § 3081-88.

56 *Id.* § 3081 (原文是："timely and accurate recommended utilization guidelines").

57 *Id.* § 3082 (原文是："shall carry out the programs funded by the special reserve fund, including the execution of procurement contracts, grants, and cooperative agreements").

58 *Id.* § 3083.

59 *Id.* § 3084.

60 *Id.* § 3085.

61 *Id.* § 3088.

62 *Id.* § 3086. (原文是："to the sponsor of a material threat medical countermeasure application that entitles the holder of such voucher to priority review of a single human drug application").

63 Pub. L. No. 115-92, 131 Stat. 2023 (2017) (原文是："authorize additional emergency uses for medical products to reduce deaths and severity of injuries caused by agents of war").

64 *Id.* § 1(a). Under section 564 of FD&C Act, the FDA "may allow unapproved medical products or unapproved uses of approved medical products to be used in an emergency to diagnose, treat, or prevent serious or life-threatening diseases or conditions caused by CBRN threat agents when there are no adequate, approved, and available alternatives." Emergency Use Authorization, U.S. FOOD AND DRUG ADMINISTRATION, at https://www.fda.gov/emergency-preparedness-and-response/mcm-legal-regulatory-and-policy-framework/emergency-use-authorization [https://perma.cc/D52X-TMCB].

65 Pub. L. No. 115-92 § 1(a) (原文是："there is a military emergency, or a significant potential for a military emergency, involving a heightened risk to United States military forces" 通過攻擊與 "(i) a biological, chemical, radiological, or nuclear

agent or agents; or (ii) an agent or agents that may cause, or are otherwise associated with, an imminently life-threatening and specific risk to United States military forces").

66 *Id.* § 1(b)(1) (原文是："[1] development of a medical product, [2] review of investigational new drug applications[, 3] review of investigational device exemptions[, and 4] review of applications for approval and clearance of medical products" 如果發生軍事緊急情況，並 "the medical product that is the subject of such application, submission, or notification would be reasonably likely to diagnose, prevent, treat, or mitigate such life-threatening risk").

67 *Id.* § 1(b)(2) (原 文 是："(A) holding meetings with the [investigational medical product] sponsor and the review team throughout the development of the medical product; (B) providing timely advice to, and interactive communication with, the [investigational medical product] sponsor regarding the development of the medical product to ensure that the development program to gather the nonclinical and clinical data necessary for approval or clearance is as efficient as practicable; (C) involving senior managers and experienced review staff, as appropriate, in a collaborative, cross-disciplinary review; (D) assigning a cross-disciplinary project lead for the review team to facilitate an efficient review of the development program and to serve as a scientific liaison between the review team and the sponsor; (E) taking steps to ensure that the design of the clinical trials is as efficient as practicable, when scientifically appropriate, such as by minimizing the number of patients exposed to a potentially less efficacious treatment; (F) applying any applicable [FDA] program intended to expedite the development and review of a medical product; and (G) in appropriate circumstances, permitting expanded access to the medical product during the investigational phase, in accordance with applicable requirements of the [FDA]").

68 *Id.* § 1(b)(3).

69 *Id.* § 1(b)(3)(A) (原文是："on a semi-annual basis for the purposes of conducting a full review of the relevant products in the [DoD] portfolio").

70 FDA takes action to support American military personnel by granting an authorization for freeze-dried plasma product to enable broader access while the agency works toward approval of the product (July 10, 2018), U.S. FOOD AND DRUG ADMINISTRATION, at https://www.fda.gov/news-events/press-announcements/fda-takes-action-support-american-military-personnel-granting-authorization-freeze-dried-plasma [https://perma.cc/8SET-U2CD] ("Under this EUA, the use of French FDP is authorized for the treatment of hemorrhage or

coagulopathy of U.S. Military personnel during an emergency involving agents of military combat (e.g., firearms, projectiles, and explosive devices) when plasma is not available for use or when the use of plasma is not practical.").

71 Memorandum of Understanding Concerning Coordination With The Food and Drug Administration Regarding Department of Defense Medical Product Development and Assessment, MOU 225-19-001 (2018), at https://www.fda.gov/about-fda/domestic-mous/mou-225-19-001 [https://perma.cc/8B4G-2P9J].

72 FDA and DoD formalize collaboration to advance medical products in support of American military personnel, U.S. FOOD AND DRUG ADMINISTRATION, at https://www.fda.gov/news-events/press-announcements/fda-and-dod-formalize-collaboration-advance-medical-products-support-american-military-personnel [https://perma.cc/A64E-Q7Y5] ("Under the terms of this MOU, the FDA will work closely with the DoD to evaluate how best to foster access to safe and effective medical products that serve the military's medical needs; give the highest level of attention to and expedite review of priority DoD medical products; provide ongoing technical advice to aid in the rapid development and manufacturing of medical products for use by the military; and examine products currently under development to determine opportunities to streamline review and expedite their availability.").

73 Pandemic and All-Hazards Preparedness and Advancing Innovation Act of 2019, Pub. L. No. 116-22, 133 Stat. 905 (2019).

74 Id. § 101 (原文是："potential emergency health security threats" 和 "identify the process for achieving the preparedness goals").

75 Id. § 201.

76 Id. § 202.

77 Id. § 204.

78 Id. § 205.

79 Id. § 206.

80 Id. § 208.

81 Id. § 301.

82 Id. § 401 (原文是："to maintain a current assessment of national security threats and inform preparedness and response capabilities based on the range of the threats that have the potential to result in a public health emergency").

83 Id. § 404 (原 文 是："strategic initiatives . . . to support innovative candidate products in preclinical and clinical development that address priority, naturally occurring and man-made threats that... pose a significant level of risk to national

security" based on a CBRN threat").

84 *Id.* § 603（原文是："submit data and information in a master file with the intent to reference, or to authorize, in writing, another person to reference, such data or information to support a medical countermeasure submission").

85 Coronavirus Preparedness and Response Supplemental Appropriations Act, 2020, Pub. L. No. 116-123, 134 Stat. 146 (2020).

86 Coronavirus Aid, Relief, and Economic Security Act, Pub. L. No. 116-136, 134 Stat. 281 (2020).

87 *Id.* § 3102（原文是："personal protective equipment, ancillary medical supplies, and other applicable supplies required for the administration of drugs, vaccines and other biological products, medical devices, and diagnostic tests").

88 *Id.* § 3103（原文是："a respiratory protective device . . . to be a priority for use during a public health emergency").

89 Consolidated Appropriations Act, 2021, Pub. L. No. 116-260 (2021).

90 Consolidated Appropriations Act, 2021 (P.L. 116-260): Emergency Capital Investment Program, CONGRESSIONAL RESEARCH SERVICE, at https://crsreports.congress.gov/product/pdf/IN/IN11565 [https://perma.cc/6H9U-F2CB].

91 Consolidated Appropriations Act, 2021, Pub. L. No. 116-260 (2021), Division H, Title II（原文是："may enter into a contract, for more than one but no more than 10 program years, for purchase of research services or of security countermeasures").

92 *Id.*（原文是："with respect to public health preparedness and response, and for expenses necessary to support activities related to countering potential [CBRN] threats to civilian populations").

93 Department of Health and Human Services, DOE, HHS, VA Announce COVID-19 Insights Partnership. Retrieved from https://www.hhs.gov/about/news/2020/07/28/doe-hhs-va-announce-covid-19-insights-partnership.html [https://perma.cc/2VJR-RXFA] (Accessed: 25 January 2022).

94 Oak Ridge National Laboratory, Introducing Summit. Retrieved from https://www.olcf.ornl.gov/summit/ [https://perma.cc/KP4B-RYFH] (Accessed: 25 January 2022).

95 COVID-19 HPC Consortium, The COVID-19 High Performance Computing Consortium. Retrieved from https://covid19-hpc-consortium.org/ [https://perma.cc/DH5W-42WK] (Accessed: 25 January 2022).

96 *Id.*

97 National Institutes of Health, Open-Access Data and Computational Resources to

Address COVID-19. Retrieved from https://datascience.nih.gov/covid-19-open-access-resources [https://perma.cc/7CDT-KMHP] (Accessed: 25 January 2022).

98 PRAC will receive funding to create a Pandemic Analytics Center of Excellence. Government Matters. Retrieved from https://govmatters.tv/prac-will-receive-funding-to-create-a-pandemic-analytics-center-of-excellence/ [https://perma.cc/4L9M-FUJU] (Accessed: 25 January 2022).

99 *Id.*

打造防疫共同體
解析 COVID-19 醫藥、人權、大數據與前瞻政策

第十七章
緊急使用授權──
《藥事法》第 48-2 條修正芻議

鄒孟珍、楊秀儀

一、醫藥品管制基礎與例外

由於全球化因素，COVID-19 疫情從開始到 WHO 宣稱大流行，只花了短短三個月。對於全新疾病，各國無不苦惱如何有效預防與治療。

（一）醫藥產品的類型與通常管制

疫情之下，許許多多不同類型的醫藥產品扮演著重要的角色，包含：疫苗、個人防護類的口罩或防護衣、診斷、檢測使用的體溫計、血氧計、檢測試劑等、罹病後可能需要的呼吸器、醫用氧氣、治療的藥品等等。由於這些藥品或醫療器材直接涉及民眾的健康，因此在很多國家受到高度管制。

在多數的情形下，醫藥產品要進入一個國家的市場，都必須證明安全性及有效性才能上市。這類安全性或有效性的證明，可能是透過臨床試驗，也可能是透過與既有產品的相等性比較。各國醫藥產品的上市，

都是由該國法規單位進行管理與認證，由於產品的安全性與有效性的認定涉及價值的判斷，再加上各國因為人種的組成等因素，同一個產品在不同國家的安全性所需的研究或數據不盡相同。因此，雖然在 WHO 或者不同法規單位與業者之間有對於法規協合化的推動，但重點都是放在格式一致性、資訊公開化，或者標準訂定的明確性等等，讓廠商在不同國家申請時，得以免於不必要的勞費，各國也能夠提升審查的效率，進而促進民眾對新藥（醫療器材）的可近性。但是，除非在歐盟的狀態，會員國共同讓渡部分的主權給歐盟，使得會員國可以使用同樣的藥品認證外，國際間對於產品單一認證即可上市的概念並不存在。也就是說，醫藥產品原則上都需要事前取得各國主管機關的許可後才能上市，並不存在「國際認證」。

（二）疫情帶來的挑戰

COVID-19 是新興的疾病，目前所知有限，初期理解是與肺部有關的疾病，只能先要求民眾戴口罩，比照 SARS 時期防疫的經驗，許多場所開始要求民眾在進入前量測體溫。於此同時，科學家們不斷地進行研究，包括：對於病毒的瞭解、檢驗方法的開發、治療藥物的研究等等，基本上都是先憑著過往的經驗，再隨著科學知識的提升逐步滾動式調整。即便到了筆者執筆之時，疫情進入第三年，全球縱有多種可使用的藥品或疫苗，COVID-19 的 Omicron 變種病毒株仍然帶來極大的威脅與挑戰，相關的預防、治療與檢測，依然有各種應用或變化的可能性。

在這樣的情形下，有許多的醫藥產品是需要從頭開始研發的，若照既有管制規範，完成安全性及有效性的驗證將花上漫長的時間。一般來說，新藥從開發到進入市場，需要 10 年以上，疫苗則需要 10 至 15 年的時間。換句話說，若採用傳統醫藥品開發管理模式，在目前疫情每天數十萬甚至數百萬人罹病的情況下，雖然安全性及有效性可以受到縝密的檢驗，但顯然無法因應即時的需求。

那麼，在科學證據尚不充分，但是醫療需求迫切時，體制上應該也要有適當的機制以即時提供社會當下可以接受的產品。在過去，這類公共衛生緊急狀態的需求並不常出現，即使出現，也通常是在單一地區、有限時間內發生，當下的世紀大疫讓我們有機會來檢視現有的法律體系與架構是否足以因應。

二、我國現況探討

（一）我國緊急使用授權相關規範

我國管理藥品的主要法律為《藥事法》，在 2021 年 5 月以前，醫療器材也一併受《藥事法》管理，之後則由新定的《醫療器材管理法》來作管制。藥品和醫療器材管理的模式雖有其差異，但確保安全性及有效性的基本概念是相同的，上市前也同樣須先經過中央衛生主管機關（也就是衛生福利部）的查驗登記審查核可。由於受限於篇幅，雖然本文中也會提及醫療器材在疫情中的使用以及緊急專案核准的情形，但在法規介紹上，將僅限於《藥事法》的部分。

《藥事法》規定，藥品必須在上市前經過查驗登記取得許可後，方得製造或輸入。一般民眾要在查驗登記前使用藥品或醫療器材，只有三個途徑：成為臨床試驗的受試者；2. 使用：為預防、診治危及生命或嚴重失能之疾病，且國內尚無適當藥品、醫療器材或合適替代療法；3. 緊急使用：因應緊急公共衛生情事之需要。

　　在緊急使用的情形，在《藥事法》中可以找到兩個不同的法源，分別是：第 55 條所授權制訂的《藥物樣品贈品管理辦法》，以及 2016 年新增訂 48-2 條，明訂因應緊急公共衛生情事之需要中央衛生主管機關得專案核准特定藥物之製造或輸入，並依照該條授權制訂《特定藥物專案核准製造及輸入辦法》。

　　《藥物樣品贈品管理辦法》之母法法源是《藥事法》第 55 條，該條明訂：「經核准製造或輸入之藥物樣品或贈品，不得出售。」第 2 項為「前項樣品贈品管理辦法，由中央衛生主管機關定之。」乍看之下，實在不知本辦法和藥物緊急使用授權有何關連。然而依據《藥物樣品贈品管理辦法》的規定，允許不經查驗登記申請藥物「樣品」的類型共有 7 種，其中第 7 種為：「申請供公共安全或公共衛生或重大災害之用者。」亦即當有公共安全或公共衛生或重大災害時，可以申請未經查驗登記之藥品作為「樣品」使用。

　　在《藥物樣品贈品管理辦法》第 4 條規定，藥物「樣品」申請均須檢附相關資料，但在同辦法第 5 條中卻規定「申請供重大災害使用之藥物樣品，不適用前條之規定，中央衛生主管得機關視情況認定核准之。」由此可見，因為公共安全的緊急使用，管制相對寬鬆，除了一般性對樣品的管制，另外要求了藥物樣品申請數量，以實際需要量為限；

經核准之藥物樣品或贈品，不得出售、讓與或轉供他用；經核准之藥物樣品或贈品包裝，應於封面上標示明顯之「樣品」或「贈品」字樣。此外，並無任何針對重大災害使用的藥物「樣品」，有具體的認定標準或者審查程序。

到了 2015 年 12 月，立法院通過《藥事法》部分條文修正草案，增訂第 48-2 條，明訂「為預防、診治危及生命或嚴重失能之疾病，且國內尚無適當藥物或合適替代療法，或因應緊急公共衛生情事之需要時，中央衛生主管機關得專案核准特定藥物之製造或輸入，不受查驗登記要求之限制。」由於 48-2 條的通過，也授權衛生福利部訂定《特定藥物專案核准製造及輸入辦法》，對於因應緊急公共衛生情事之需要時，針對藥品的製造或輸入，有了較為具體的規定。

依據《特定藥物專案核准製造及輸入辦法》規定藥品申請「專案核准」需要檢附的文件資料包括：完整預防或診治計畫書及相關文獻依據、所需藥品數量及計算依據、藥品說明書，以及國外上市證明或各國醫藥品集收載影本（或以產品製造品質資料、動物安全性試驗報告、人體使用資料及風險利益評估報告替代之）。除了申請的相關文件資料外，也規範主管機關准駁時應考慮的事項，除了符合授權母法之要件外，還包含利益風險及數量計算之方式。如有必要，得諮詢學者專家。在核准期限部分，我國的專案核准是完全交由主管機關進行裁量。最後，要求專案核准的製造者或輸入者在主管機關認為有必要時，應於一定期限內檢送安全或有效性報告，並訂定未按時檢送報告得廢止其核准之後果。

從我國的規定中，不難看出重點放在「申請資料」，相當重視申請

的數量。另外可以發現對於緊急情況的認定、核准的期限等部分，都沒有具體的規定，而是留給主管機關裁量。至於資訊公開部分，則是完全沒有提及。

（二）疫情下的緊急使用授權實例

疫情起始不久，我國即開始許多醫療物資的管控措施，政府也輔導產業成立口罩國家隊，在短短數月的時間，將口罩的產量從一天不到 200 萬片快速提升到一天 2,000 萬片以上。這樣的產能提升，不僅是產線增加，還有許多新的廠商投入。口罩之外，防護衣、體溫計、血氧計、呼吸器、檢測試劑等等醫療器材，也有許多專案核准製造或輸入的情形，至 2021 年底為止，共計累積核准 300 餘件。

藥品部分，官方所提供的資訊相對有限。以瑞德西韋緊急使用授權為例，食藥署在 2020 年 5 月 30 日的新聞稿中，提到「於 2020 年 5 月 29 日邀請國內藥學及臨床醫學專家召開會議，討論瑞德西韋藥品之查驗登記申請」，但又表示「依據《藥事法》第 48 條之 2 規定，有條件核准該藥品專案輸入使用於重度新型冠狀病毒（SARS-CoV-2）感染之病人。」從西藥、醫療器材及化粧品許可證查詢系統中，以吉利德公司所申請輸入的主成分瑞德西韋之藥品 Veklury（即瑞德西韋 Remdesivir 之商品名）在我國許可證查詢系統中查得 13 筆資料，共有兩個許可證號碼（分為注射用溶液劑及凍晶乾燥注射劑），發證日期為 2020 年 6 月 2 日，有效日期均至 2025 年 6 月 2 日。也由於產品登錄在許可證系統中，因此可以得知許多產品資訊，包含醫療人員指引以及病人用藥須

知，在使用限制中提及了須執行風險管理計畫，但監視期間部分也無相關資料。然而，在資料中也得知，瑞德西韋的許可和一般許可證相同，給予五年的有效期間，而系統中沒有任何地方顯示本產品的許可是透過緊急使用授權。

臺灣在 2021 年 2 月上旬，指揮中心證實透過 COVAX 機制取得阿斯特捷利康（AZ）疫苗，並於同月下旬透過食藥署署長證實該疫苗已取得我國緊急使用授權。2021 年 2 月 28 日，媒體報導指出在臺灣未有關係企業或代理商的 Moderna 疫苗，由疾病管制署直接向原廠接洽後提出申請。其後，衛福部於 2021 年 7 月 19 日發布新聞稿表示核准高端疫苗的專案製造。到了 2022 年 1 月，已陸續核准默沙東公司的 COVID-19 治療口服抗病毒藥品 Molnupiravir 以及輝瑞公司的 Paxlovid 專案輸入。然而，該些核准資訊都只能在新聞稿中得窺一斑。

緊急使用授權中，最受爭議的就是疫苗，包括：國產疫苗的核准，以及企業捐贈疫苗的相關資格限制。國產疫苗的核准涉及了核准標準與其他國家不同（我國率先對 COVID-19 疫苗採用橋接性試驗數據，而非當時多數國家採取的三期臨床試驗初步結果），造成民眾的不信任而引發爭議。企業表達捐贈疫苗的意願時，主管機關表示應委託藥商代為申請以及其他行政上的規定，也讓民眾產生是否刻意阻撓的疑慮。

三、國際規範與疫情下的實務分析

（一）美國 EUA 法規簡介

美國的藥品上市管制，是由《聯邦食品藥物管理法》（Federal Food, Drug, and Cosmetic Act）來進行規範。緊急使用授權（Emergency Use Authorization, EUA）的規定在第 564 條，允許在緊急狀態下特殊的使用藥品及其他醫療產品。911 事件後，修法擴大了適用的範圍，接著又透過陸續修法調整，才成為現今美國 EUA 法制的主要內容。

1. EUA 的時機與範圍

EUA 是在 FDA 所主管的包括藥品、生物製劑、醫療器材等在內之醫療產品，在發生公共衛生、軍事、國內緊急事件（包括化學、生物、放射與核能意外），卻還沒有其他已經許可、又具備功效之產品時，在美國衛生及公共服務部（U.S. Department of Health & Human Services, HHS）部長宣告「緊急狀況」後，得發布「緊急使用授權」來給予該尚未得到許可之藥品（含生物製劑）與醫療器材在使用上的特別許可。EUA 含括的產品狀態，除了未取得國內上市許可的產品外，還包含了已核准上市的產品用於未經核准的使用。

2. EUA 的標準

在審查是否核發 EUA 時，應先確保緊急狀態會導致嚴重或危及生命的疾病或症狀，而 HHS 首長基於所得的所有科學證據，有合理理由相信該產品在診斷、預防或治療上有效，並考量到緊急狀態的威脅，產品的已知和潛在利益大於已知和潛在風險，且沒有適當的、經認可或可

用的替代產品時，得諮詢適當單位後，核發 EUA。

3. EUA 授權範圍、條件與期間

每一次核發的 EUA 都會在核發時一併說明其授權範圍，包括：產品可用於診斷、預防或治療的每項疾病或症狀。針對 EUA 所附帶的條件，有部分為所有 EUA 產品都應該符合的條件，部分則是得再附加的條件。必要條件包括了應確保使用該產品的醫療專業人員或者個人被告知的事項，例如：該產品已獲得緊急使用授權、該產品緊急使用的顯著已知和潛在利益及風險、這些利益及風險的未知程度、其他的可得替代產品、其利益及風險或有關接受或拒絕使用該產品的選擇、拒絕使用之後果（如有），以及其他可得的替代產品、其利益及風險；不良事件之監視及報告；對產品製造者，有關紀錄保存及報告，包括首長的紀錄訪問權等。而得附加的條件則有那些單位得以配送該產品（包括限制僅得由政府單位進行分配），以及如何分配；哪些人可以使用該產品，以及使用的個人類別及情形；在授權有效期間內，及其後之合理期間內，蒐集和分析有關的安全性及有效性資訊；或者對製造商以外之人員，有關使用該產品的紀錄保存及報告，包含首長的紀錄訪問權。除了核准產品之外，HHS 首長也得衡量後裁定免除或限制部分的法規要求。

4. EUA 授權後的審查、修正與廢止

在 EUA 的期間，HHS 首長應該定期檢視情況及授權之妥適性，若有緊急狀況已不復存在、產品不再符合授權標準或者為保護公眾健康或安全之其他情形時，HHS 首長得修正或廢止原授權。經核准之產品一般而言除非是遇有審查後經廢止的情形，否則原則上授權期間是到緊急

狀態終止宣告時終止。但法條明定，一旦 EUA 授權期間超過一年，HHS 首長應以書面向該產品之贊助者解釋有關該產品科學、法規或其他核准之障礙，包含首長與該贊助商為了克服障礙所應採取之具體措施。此項規定之目的，應在確保 EUA 不會影響通常的藥物管制體系，以及上市前查驗登記制度。一旦 EUA 的期間超過一年，即使緊急狀態仍然存在，但也表示該使用已非短期、少量人口使用，而進入長期、甚至大量人口的使用，因此應該鼓勵並協助贊助者將產品取得一般的上市許可，藉由完整的審查，來確保產品的安全性及有效性。

5. EUA 資訊公開

HHS 首長應該公開各種相關資訊，包含應立即在政府公報（Federal Register）及 FDA 網站上公布每項 EUA 授權、每項授權的終止或廢止及解釋其理由。

（二）美國 EUA 疫情實務

美國在 2020 年的 2 月 4 日，HHS 首長宣告公共衛生緊急狀態，並授權 FDA 首長得以針對特定產品核給 EUA，目前在 FDA 的官方網站裡，詳細列出所核准的 EUA 產品，藥品及疫苗共有 17 個品項，醫療器材則有近千項。依照不同的類型，網站中也列出不同的資訊，基本上包含首次核准日期、核准函與相關文件（如：使用說明、標籤、給民眾或醫療專業人員的說明資料或核准使用內容等）的連結，民眾都可以透過網路取得相關資料。

然而，作為新藥開發的大國，雖有多種產品可供使用，但 EUA 仍

然引發一些爭議，最著名的就是針對奎寧類藥品用於 COVID-19 治療上核給 EUA，僅僅三個月就因為證據顯示無效而被撤銷，這個核發是因為政治壓力，而非基於足夠的科學證據，因此備受質疑。另外，美國 FDA 也在核發三個疫苗的 EUA 後，宣布因為供給充足不具必要性，而不再審查疫苗的 EUA，也引發許多討論。

（三）歐盟 CMA 法規簡介

在歐盟藥品的主管機關為歐洲藥品管理局（European Medicines Agency, EMA），主要上市管理相關的法規為 Directive 2001/83/EC 與 Regulation（EC）No. 726 ／ 2004。歐盟的藥品在上市前同樣須取得許可，兩種不同取得許可的途徑為：集中審查途徑（centralized route）及國家審查途徑（national route）。一旦經過集中審查途徑核准，則可以在全歐盟上市；如果是國家審查途徑許可，就僅能在該國家上市。目前多數新藥會為了在全歐盟上市，選擇申請集中審查途徑。

而歐盟在藥品部分的緊急使用授權與美國專門針對緊急狀況設計的 EUA 不同，歐盟的緊急使用授權是屬於 Conditional Marketing Approval（下稱 CMA）的一種，CMA 所適用的類型共有三種：1. 用以治療、預防或診斷嚴重衰弱或生命受威脅疾病之藥品；2. 用於緊急狀況，以回應由 WHO 或歐盟認定的公共衛生威脅；3. 孤兒藥。

1. 核發 CMA 的標準

雖然藥品安全性及有效性的臨床條件尚未能全面提供，但藥品委員會（the Committee for Medicinal Products for Human Use）仍得在審查並

確認藥品的風險效益評估後為正向、申請人在未來很有機會提供更全面的臨床數據、產品能滿足醫療迫切需求，以及藥品立即上市對公共健康的益處大於欠缺充足資訊所帶來的風險時，可以授予 CMA。

2. CMA 的條件與期間

授予 CMA 時，會依個案情形賦予不同的義務，要求 CMA 持有者應完成進行中的研究或執行新的研究，以確認風險效益評估為正向，並提供相關資訊，也可能要求蒐集關於藥品安全監視的資料，而 EMA 應該公開該些義務以及履行的期程。法規表明在 CMA 期間，如完成法條中所要求的具體義務，委員隨時可以授予一般的上市許可。在 CMA 期間，應定期或應要求隨時檢附安全更新報告予 EMA 及會員國。CMA 的核准期限一次是一年，得每年更新，沒有最長時間的限制。

3. CMA 的資訊公開

在獲得 CMA 核准與否的決定之後，與一般取得上市許可的藥品相同，決定理由都會公開在網站上供大眾查詢。另外，在包裝上，除了要求產品的摘要或者包裝傳單上都應清楚提及此產品為 CMA 的事實外，產品摘要中也需列出 CMA 應更新的日期。

（四）歐盟 CMA 疫情實務

歐盟為因應 COVID-19 的大流行，EMA 採取 CMA 的方式加速核准 COVID-19 的藥品及疫苗。並在相關的專頁中，指明 WHO 於 2020年 1 月 30 日宣告此疫情為值得國際關注的公共衛生緊急狀態，同年 3月 11 日宣告為大流行。可見歐盟在此次採用 CMA 的要件上，是以

WHO 對於疫情的認定為依據。治療部分，目前 EMA 核准了六件藥品的 CMA，但有四件產品正在進行審查。疫苗部分則是已經以 CMA 核准了五件產品，另有四件在進行滾動式審查。在 EMA 網站中，也列出了各項資訊公開事項，並且縮短更新資訊的頻率。

歐盟在疫情期間的審查雖然採取 CMA 得以放寬標準，實務在討論疫苗的核准時，卻因為太晚核准，而遭受批評（即使只比美國晚約一個月，比剛脫歐的英國晚三週）。

表 1　美國、歐盟及我國緊急使用授權法規比較表

	美國	歐盟	我國
緊急使用授權法源	《食品藥物管理法》（Federal Food, Drug, and Cosmetic Act, FDCA）第 564 條	REGULATION (EC) No 726/2004 § 14(7) Regulation (EC) No 507/2006	《藥事法》第 48-2 條、《特定藥物專案核准製造及輸入辦法》
產品	藥品、醫療器材	藥品	藥品
主管機關	FDA	EMA	衛生福利部
適用情形	公共衛生、軍事、國內緊急事件（包括化學、生物、放射與核能意外）	用以治療、預防或診斷嚴重衰弱或生命受威脅之疾病之藥品；用於緊急狀況；孤兒藥	因應緊急公共衛生情事
「緊急」之認定方式	HHS 部長宣告「緊急狀況」	WHO 或 歐 盟 依 Decision No 2119/98/EC 認定公共衛生威脅	N/A
緊急使用授權之名稱	Emergency Use Authorization	Conditional Marketing Approval	專案核准

（承前頁表）	美國	歐盟	我國
授權之標準	該產品有效、考量到緊急狀態的威脅，產品的利益大於風險、無適當的替代產品	風險效益評估為正向、未來有機會提供更全面的臨床數據、產品能滿足醫療迫切需求、立即上市對公共健康的益處大於欠缺充足資訊所帶來的風險	僅有相關之要件但未有明確標準：符合因應緊急公共衛生情事之需要、利益風險、數量計算方式
授權之條件	必要條件：提供專業人員及一般民眾應告知事項、不良事件之監視及報告、製造商紀錄保存及報告 附加條件：產品之分配與使用限制、安全性及有效性分析、製造商以外之紀錄保存及報告	依個案決定。如應進行研究，以確認風險效益評估為正向、要求蒐集關於藥品安全監視的資料。包裝應標示 CMA	必要時得要求定期檢送藥物之安全或醫療效能評估報告
授權之期間	緊急狀態終止宣告時終止	一次一年，可展延	個案決定
資訊公開	緊急狀態之宣告及終止、每項 EUA 之授權及終止（附理由）	每項 CMA 的准駁（附理由）	N/A

資料來源：作者自製

四、我國《藥事法》第 48-2 條修正芻議

在瞭解各國關於緊急使用授權的規定，以及參照疫情下的實務之後，不難發現我國著重於要求申請文件，至於對緊急公共衛生情事的認定方式、審查標準、核准方式以及核准後的相關規範均不清楚。在法制不明確的情況下，實務即沒有依循的基礎，作法確有比較大的空間。在

資訊公開部分，醫療器材雖然在官方網站上可以得知核准的產品清單，然而對於個別產品的內容，依然無從得知，藥品的緊急使用授權在記者會或媒體較受到關注，但從官方網站上則除了少數產品可以從許可證查詢系統，或者新聞稿中得到部分訊息外，其餘核發了哪些產品、內容為何均無從查詢，可見藥品與醫療器材在行政管理上有相當大的不同。在2021年中我國疫情上升的期間，對於疫苗的需求更為迫切，然而國產疫苗的審查標準在發布的時間以及選用標準與他國不同上也引發爭議。另外，在歐美對於資訊公開都有明確要求，我國在資訊透明度上，顯然也有可以進步的空間。是以，本文認為在我國現有藥物緊急使用授權的法制上，應朝向下列三個方向進行更深入的討論：

（一）明確規範管制要件

公共衛生緊急情事之認定：緊急使用授權，是藥物管制的一種特殊模式，結果就是得以免除通常的查驗登記程序，讓藥物得以在特定情形下採取較為快速讓人民得以近用的途徑。而這個特定情形的認定不同於歐美有個明確的採認標準，而是交由申請者在申請文件裡敘明，在管制的主、被動上似乎有錯置的情形。

1. 申請者

在《特定藥物專案核准製造及輸入辦法》中，並沒有提及申請者資格，然而對照《藥事法》，應限於藥商方有資格進行藥物的製造或輸入，因此，申請者應限於藥商。但在公共衛生緊急情事發生時，卻可能有一種情形，即國外藥品的製造者在臺灣沒有設立公司或者代理商。以

此次疫情為例，如果透過 COVAX 等非傳統商業機制取得 Moderna 疫苗，則此種問題即會浮現。實際上，在《特定醫療器材專案核准製造及輸入辦法》中，對於申請者則與藥品有不同的作法。依據該辦法第 2 條第 2 款：政府機關、學校、機構、法人或團體，都有可能成為申請人。但申請人即便能夠製造或輸入特定醫療器材，在取得緊急使用授權後，是否有能力或資格進行後續供應、販賣或管理（包含提供有關安全性有效性的報告、安全監測等），可能也需要進一步的評估，並有相應的配套規定。

本文認為，考量到我國並非以醫藥開發產業為主的國家，可以想見遇有公共衛生緊急情事時，常會有需要輸入他國藥品之情形。在緊急使用授權的申請時，也需要檢附技術資料來證明產品的利益大於風險，而該些資料往往涉及商業機密，倘若原廠在臺灣並未設有關係企業或者既有代理商，在短期內要找到可資信任的廠商恐非易事。對於較為小型的藥商，不易確定其商譽、可信度，但對於原廠熟悉的國際藥廠，又往往具有商業上高度競爭關係。因此，應允許中央衛生主管機關在遇有公共衛生緊急狀態時，得成為藥品或醫療器材輸入的申請者。但實際上，衛生福利部疾病管制署本身已具有藥商資格，顯見以現有條文在操作上應無困難，也無須再做調整。

2. 授權標準

在臺灣的法規中，對於是否核准所需考慮的因素有所提及，但是並沒有明確的授權標準，雖然可以推知考量利益風險時，應該要利益大於風險，但是在申請緊急使用授權時，往往有資料尚不完整的問題，此時

判斷的依據何在就容易引發爭論。美國及歐盟的標準，都將衡量緊急狀態納入評估之中，意即在事態較為嚴重時，就較能容忍較高或較不確定的風險。本文認為，此種評估方式在衡量「我國國產疫苗得否完成第二期臨床試驗後即申請緊急使用授權」此類型之議題時，能夠提供較為具體的標準。因此，建議參照美國及歐盟立法例，設定標準如下：基於現有可得知科學證據顯示，該藥品之效益大於風險；國內尚無其他適當獲充分之藥品，足以因應急迫醫療需求；以及考量當時情況，立即製造或輸入該藥品，對公共健康之利益大於等待資訊完備之風險。

3. 授權條件

無論歐洲、美國或是臺灣，都相當重視藥物安全監視，美國與歐盟在包裝或仿單上也另有要求。我國一般藥物在上市前的包裝、標籤及仿單均應經主管機關審查通過，但目前在緊急使用授權時，卻只有醫療器材被要求在包裝上應該依核准內容標示，其餘沒有規範。然而，包裝標籤或仿單之目的，就是讓使用者得以瞭解該產品，特別是緊急使用授權的產品相較於一般藥物，產品未經查驗登記審查程序，其安全性與有效性未能獲得確保，民眾更應在包裝標籤或仿單上有機會得知相關訊息。綜上，本文建議對於緊急使用授權之產品，要求申請人必須履行下列義務：提供醫療專業人員及病人該藥品係屬緊急使用授權之相關必要資訊；製作並留存產品銷售紀錄；對藥品進行安全監視。同時，考量個別產品狀況，中央衛生主管機關得在核准緊急使用授權時，限制藥品的運送或銷售對象、命申請人於特定期間內對藥品的安全性及有效性進行進

一步的資料蒐集或分析，或其他必要措施。

4. 授權期間

　　歐盟跟美國對於授權期間有不同的規範，但都相當明確，然而我國是依個案情形決定，對申請者來說，較難以預測，且我國的申請均須檢附數量預估說明，若無法預期緊急使用授權的時間，在法規遵循上也會造成困難。此外，雖然《藥事法》及《醫療器材管理法》中，對於緊急公共衛生終結都作為是得廢止許可證之原因之一，然而與授權期間相同都將裁量權交予機關，法規也未提供裁量的依據。由於我國未對緊急情事進行認定或宣告，對情事之終結也較難有統一認定的標準，而一般許可證核准年限為五年。是以本文建議對於緊急使用授權的產品，可參考歐盟模式，每次效期一年，屆期得再申請展延，以保持其彈性，同時可隨著時間的演進，逐年視情形要求廠商提供更多的資料，來確保產品的安全性及有效性。

（二）強化資訊公開

　　新加坡對抗 SARS 的經驗顯示資訊透明能確保民眾的信任，對於抗疫成功有其重要性。韓國學者 Moon 提出政策的透明化是抗疫成功的關鍵因素，實際上我國在此次抗疫過程中，指揮中心每日召開記者會以及口罩地圖等資訊透明措施都是使抗疫政策發揮成效的原因之一。

　　無論是美國或者歐盟，對於緊急使用授權的產品都明確要求應公開相關資訊，實際上連審查資訊也有一定程度的公開。在這樣的情形下，美國與歐盟的決策依然經常受到批評與挑戰，更何況我國在對於抗疫有

關鍵影響的藥物緊急使用核准上，完全沒有相關的要求，且實務上也僅有提供極少數的資訊。本文認為，對於緊急使用核准的藥物，都應該將所有的產品資訊以及核准資訊（含該產品是透過緊急使用授權）公開，以供民眾查詢與瞭解。

（三）避免影響正常藥物的管制體系

緊急使用授權是通常藥物管制體系的例外，而通常的藥物管制體系目的在於確保上市產品的安全性及有效性，因此必須透過一系列的科學驗證方式加以證明。雖然在緊急狀況發生時，為了快速滿足民眾使用藥物的需求，必須例外在有限的資料下允許讓民眾近用該些藥物，但此類型的核准絕不應該造成對正常藥物管制體系的影響。是以，在管制上應考量其「欠缺性」與「暫時性」因素。

在「欠缺性」部分，本文建議在申請緊急使用授權時，應參照美國或歐盟的法規，必須先確認該產品的緊急使用授權有其必要性，亦即申請時沒有其他適當已上市產品足以因應其緊急需求。該例外允許的產品僅能夠補充現有不足之處，倘若市面上已有可以因應緊急情形之產品（已經查驗登記者為限），則不應允許其申請。

在「暫時性」部分，應該明確授權時間不得超過緊急情形存在的期間，如在緊急情形已終止後便不可持續使用（但若病患須完成療程等特定原因者不在此限），則是在沒有特殊的原因下，不能讓民眾使用未經確定其安全性與有效性的產品，這樣一來，也就不具有使用的正當性。

在 COVID-19 疫情之前，對公共衛生緊急需求的想像，經常是類似

八仙塵爆這種短時間但大規模的需求。而做為一個非以新藥開發為主的國家，在過去對於遇有緊急需求的時候，首先想到的，都是在國內未取得許可證，但在國外已經查驗登記上市的產品。然而，疫情對整個世界帶來了翻轉，已持續兩年有餘，不但我們需要緊急擴建現有產品的產線，也需要快速研發各種檢驗試劑、藥品，以及疫苗。以往，緊急使用授權的使用機率屈指可數，但在後疫情的年代，我們發現藥物的緊急使用授權是可能大規模而且長期的存在，甚至需要接納在全世界都還算新的產品，因此，相關的管制規範值得重視。

　　臺灣在 SARS 時期所汲取的經驗為這次防疫帶來良好的基礎，在行政機關的努力之下，即便疫苗供應一度因為到貨期間造成民眾的緊張，但無論是防護、檢測等醫療器材，或者治療的藥品、預防的疫苗等安排，到 2022 年 2 月為止，整體供應上都堪稱得宜。藉由相關法制與實務比較，不難發現臺灣對於藥物緊急使用授權的法制面仍有相當需要調整的空間，期待疫情帶來的討論契機，可以作為未來使藥物管制體系更加完整的基石。

第十八章
疫情下的疫苗產品責任——
美國與歐盟的比較分析

陳昱維、施明遠、張文貞

　　不同於其他醫藥產品，疫苗具有預防感染傳染病的功能，全球大規模的疫苗接種計畫，對於許多傳染病的控制與預防都有顯著的成效，例如：世界衛生組織（World Health Organization, WHO）在 1980 年宣布天花（smallpox）已經在地球上完全根除（Eradication）（亦即全球疾病發生率已降為零，無須再實施任何的介入措施），成為目前全球第一以及唯一根除的傳染病。疫苗強大的防禦能力是對抗現代傳染病不可或缺的手段之一。

　　全球在 COVID-19 疫情肆虐下，雖然在短期內成功開發疫苗，但是如何公平分配，成為對抗 COVID-19 最大的阻礙之一。一方面源自於全球健康不平等，富裕國家透過龐大財力囤積疫苗，經濟較為困難的國家多需仰賴 COVID-19 疫苗全球取得機制（簡稱 COVAX）的疫苗配送機制；另一方面則因為藥廠對於疫苗不良反應衍生的產品責任有疑慮，對制度的不確定成為商業風險的不確定，進而拒絕提供疫苗。

本文從產品責任的角度觀察疫苗分配的問題，聚焦美國與歐盟的制度分析，嘗試剖析不同產品責任對於疫苗取得以及藥廠市場參與的影響，並檢視美國與歐盟如何從公共衛生危機的歷史中學習、改革疫苗產品責任的制度，平衡藥廠、人民與政府間疫苗不良反應風險的分配。

一、美國與歐盟的制度比較

醫藥品大致可以分為生物製藥（biologics）與小分子藥物（small-molecule drugs），前者的分子結構較大且複雜，因此較難以培養，在人體內的反應與效果較難預測，疫苗即屬於此類；而後者的結構較小且簡單，較容易在實驗室合成，效果也較容易預測，多數口服藥屬於此類[1]。因此，疫苗在科學上的不確定因素較高，會使得疫苗不良反應的風險提高，此時如果缺乏完善的疫苗產品責任制度，藥廠將難以預測疫苗不良反應衍生的產品責任風險。當商業風險不確定，可能會導致市場扭曲，藥廠為了分擔風險而選擇提高疫苗價格，或是降低藥廠投入研發或生產疫苗的意願；同時，若因為疫苗產品責任制度未完善，也會使得人民對於產生不良反應後的責任歸屬不確定，進而降低對於疫苗的信任，最終拒絕接種疫苗。不論是製造商供應疫苗的意願低，或是人民不願意接種疫苗，對於傳染病防治都有非常不利的影響，因此通常有政府介入市場的必要，公平地分配疫苗產品責任，以穩定疫苗市場之供給與需求[2]。

疫苗市場的扭曲在公共衛生緊急狀態會更加顯著，以 COVID-19 為例，各國政府以及國際組織皆期盼疫苗可以盡快投入防疫，但是疫苗生產通常需要經過多年的研發與測試才能上市，因應公共衛生的急迫性，

許多國家都有應變機制，縮短疫苗從研發到上市的期程，例如美國的緊急使用授權（Emergency Use Authorization, EUA）、歐盟的條件式上市許可（Conditional Marketing Authorization）等，臺灣《藥事法》第48條之2也有類似的專案核准制度。

本文從美國與歐盟在承平時期以及公共衛生緊急狀態下的疫苗產品責任制度出發，觀察在不同情況下制度的變化與調整，並將前者定義為風險承擔模式（亦即疫苗風險由國家資源承擔），後者則為風險協商模式（亦即疫苗風險可能透過協商來調整）。然而本文並不認為有一套公平的機制，因為任何制度設計都僅是不同法治社會脈絡下的政策選擇。

（一）美國

20世紀初，美國最高法院在 Jacobson v. Massachusetts （1905）確立州政府實施大規模天花疫苗接種計畫的合憲性之後，疫苗即廣泛使用在對抗各種傳染病。有趣的是，由於疫苗為群體健康提供的強大免疫力，免於許多傳染病的侵擾，人們逐漸對於傳染病的威脅無感，反而更害怕疫苗產生的不良反應，開始因為疫苗的不良反應，而對藥廠提起侵權責任訴訟[3]。1970年代，美國各州兒童疫苗不良反應衍生的產品責任訴訟大增，在80年代中期達到高峰，藥廠因此面臨高額損害賠償的可能，僅有的幾間藥廠逐漸退出美國市場，造成當時白喉、破傷風、百日咳混合疫苗（Diphtheria Tetanus Pertussis vaccine）短缺[4]。

其實，不論是藥廠、醫護團體或是疫苗受害兒童的家長都對於興起的疫苗產品責任訴訟非常不滿。對藥廠而言，將疫苗責任交給法院判決，造成商業風險不確定性提高；對醫護團體而言，疫苗短缺使得許多

傳染病的控制困難，甚至讓傳染病再度猖獗；對民眾而言，提起侵權責任訴訟成本高，證明產品責任的難度也大。在各方壓力之下，美國國會在 1986 年通過《國家兒童預防接種受害法》（National Childhood Vaccine Injury Act，簡稱《預防接種受害法》），成立國家預防接種受害補償機制（National Vaccine Injury Compensation Program，簡稱「補償機制」），取代傳統侵權案件的法院管轄權，透過無過失補償的機制解決疫苗責任歸屬[5]。《預防接種受害法》的核心是「疫苗受害表」（Vaccine Injury Table），當疫苗不良反應發生之後，受害人應向「疫苗法院」（vaccine court）提出救濟，這套救濟制度是將疫苗訴訟管轄權由聯邦索賠法院（U.S. Court of Federal Claims）交由專責小組（Special Masters）審理[6]，並以美國衛生及公共服務部長（Secretary of Health and Human Services，簡稱「衛生部長」）為被告[7]，若是施打表內的兒童疫苗，在特定時間內產生特定的症狀，推定為有不良反應，需由被告舉證推翻。若成功提起救濟，則會由補償機制提供補償[8]。美國透過補償機制向藥廠的每一劑疫苗徵收消費稅（excise tax），換取由美國衛生部長擔任被告承擔疫苗風險，免去因施打表內疫苗而生的「無可避免的副作用」（unavoidable adverse events）的責任[9]。

　　《預防接種受害法》通過之後，因為條文的模糊空間，引發製造商免責範圍的爭議。在美國聯邦政府與州政府的權限界定，若管制領域落入州政府的權限內，國會必須明確表示優先於州法適用，否則依然是州法優先適用[10]。在美國產品責任訴訟中有三種類型：製造瑕疵（產品無預期之功效）、設計瑕疵（產品未採用更安全之合理替代設計）及標示不清（產品使用說明或警告標語不足）。然而《預防接種受害法》中明

確給予製造商免責的是製造瑕疵與標示不清兩種情形，結果引發的爭議就是：當疫苗不良反應發生時，若選擇提起設計瑕疵，是否就可以規避《預防接種受害法》，而以製造商為被告提起產品責任訴訟？對此，美國聯邦最高法院在 Bruesewitz v. Wyeth LLC（2011）中確立，《預防接種受害法》在三種產品責任訴訟類型皆優先於州法，因此不論提起哪一種類型，製造商都享有《預防接種受害法》提供的免責。聯邦最高法院在審理本案時有非常精采的辯論，在多數意見認為回歸立法本意，可推知國會有意透過《預防接種受害法》優先於各州產品責任法，方能保護製造商，避免 1980 年代的疫苗荒捲土重來，而美國聯邦政府也在本案中提出第三方意見，採取相同立場[11]。反之，不同意見則認為本判決將擴大製造商的免責範圍，導致制度內沒有要求製造商為產品負責的機制[12]。不論如何，本判決也確定疫苗製造商非常大的免責空間，也延續美國政府向來的立場。

2001 年美國在 911 恐怖攻擊事件以及炭疽攻擊事件後，將公共衛生緊急事件拉升到國家安全層級，也開啟一系列的立法改革[13]。面對公共衛生緊急狀態，藥廠的市場投入至關重要，因此醫藥品產品責任的歸屬將是左右藥廠開發新藥的關鍵，因此美國在 2005 年通過《公共緊急事態準備法》（Public Readiness and Emergency Preparedness Act，簡稱《緊急事態法》），擴大製造商在公共衛生緊急狀態下免責的範圍，並授權衛生部長發布公共衛生緊急狀態，並得指定免責的主體（covered persons）、對應措施（covered countermeasures）、適用群體（targeted population）、時間（effective period）、地理範圍（geographic area）[14]。簡而言之，指定的主體（製造商即屬之）在指定的時間及地理範圍

內，可免除指定群體使用指定的對應措施所生的所有產品責任，而《緊急事態法》唯一免責的例外情形是故意不法（willful misconduct），也就是該行為「明知沒有法律或事實根據」（knowingly without legal or factual justification）或「無視明知或明確的風險，且顯然是弊大於利」（in disregard of a known or obvious risk that is so great as to make it highly probable that the harm will outweigh the benefit）[15]。因此，在 COVID-19 疫情期間，衛生部長即根據《緊急事態法》發布公共衛生緊急狀態，並且指定 COVID-19 疫苗的免責範圍。

　　《緊急事態法》採取比《預防接種受害法》更加有效率的補償機制。當指定的疫苗產生不良反應時，受害人可以向美國衛生部（Department of Health & Human Services）提出申請，此時如果不良反應符合美國衛生部發布之「對應措施受害表」（covered countermeasure injury table）之內容，則會依此給予補償[16]。此外，面對公共衛生緊急情況的多變局勢，美國衛生部甚至可以不發布該表，直接以有力、可信、有效的醫學與科學證據（compelling, reliable, valid medical and scientific evidence）認定。本法的補償機制也不同於《預防接種受害法》，而是透過國會撥款挹注的對應措施受害賠償機制（Countermeasures Injury Compensation Program）[17]。

　　美國政府在疫苗責任的立法模式非常仰賴聯邦政府層級的補償機制，而使得製造商、人民對疫苗產品責任的歸屬皆有法律可以依循。美國的立法模式關鍵在於事先確立的受害表，但是此種立法模式引發的爭議反而是何種疫苗或是不良反應應該列入表內？因為只要列入表內，受害人很可能獲得補償，對於各方利益重大，認定的寬鬆與嚴格影響到的

人數龐大，因此演變成科學與政策間的辯論，亦即公共資源分配以及科學證據之間的拉鋸。

（二）歐盟

　　歐洲的疫苗產品責任則是與歐盟單一市場的發展息息相關。正因為會員國間法律制度的差異不利於商品的跨境流通，早在歐盟成立之前，歐洲經濟區的會員國就已經意識到各國產品責任的差異對於單一市場形成造成阻礙，因此在 1985 年通過《產品責任指令》（Council Directive 85／374／EEC），以統一會員國的產品責任制度為目的，成為歐盟境內產品責任的準則。但是《產品責任指令》並非指歐盟僅能有一套產品責任制度，事實上各國仍然保留一定限度的主權範圍，只要非屬《產品責任指令》的範圍，各國得依其判斷制定境內的產品責任規範[18]。各國縱然有作成規範的權限，但是不應損及《產品責任指令》的效果，各國法院應該從《產品責任指令》的文字與目的解釋各國的規範[19]。此外，會員國不得因為追求更高標準的消費者保護，而制定比《產品責任指令》更加嚴苛的規範[20]。由於產品責任訴訟是在會員國內的法院進行，所以當《產品責任指令》與各國規範適用有疑義時，國內法院得依據《歐洲聯盟運作條約》第 267 條將案件移送歐洲聯盟法院（Court of Justice of the European Union，簡稱「歐盟法院」），請求歐盟法院作成初步判決（preliminary ruling），但歐盟法院僅能針對移送的問題回答，並非對於案件實質內容判斷。

　　《產品責任指令》第 1 條即規定產品風險分配的最高準則：「責任由製造商承擔」[21]；而根據第 4 條，受害人應證明產品的瑕疵、所衍生

的損害以及兩者間的因果關係[22]。歐盟在《產品責任指令》的評估報告中對於風險分配給予正面評價，認為應合理地保障受害者以及確保單一市場內的公平競爭，對於製造商而言，歐盟境內統一的產品責任規範對於商品流動甚為重要，但是對於受害人而言，反而不容易舉證[23]。將《產品責任指令》的疫苗風險分配用在疫苗上，對於製造商與受害人而言，似乎都不是理想的制度，特別是對於受害者更為弱勢。若按照《產品責任指令》的規定，疫苗不良反應受害者必須要能證明疫苗的瑕疵、所受損害，以及疫苗與損害間的因果關係，但是疫苗的瑕疵及因果關係，在實務上並不容易舉證，尤其是在如 COVID-19 疫苗等新興傳染病疫苗，在科學與醫學研究可能都尚未成熟，許多研究資料也都在製造端，對於受害者而言，是非常不容易的舉證責任。在《產品責任指令》內，有否平衡製造商與受害者的空間？

對此，歐盟法院在 N. W and Others v Sanofi Pasteur MSD SNC and Others（2017）作成指標性的判決。本案是由法國最高法院移送到歐盟法院的案件。由於法國國內法在牽涉疫苗不良反應的民事訴訟判例中，若缺乏醫學證據支持，原告可以提出事實上的證據，如能構成嚴格、明確且一致的推定（serious, specific and consistent presumptions），則可以推定疫苗與不良反應之間有因果關係。此一判例與《產品責任指令》的第 4 條產生適用上的疑義，因為該條明確規定受害人應該負擔證明瑕疵、損害以及瑕疵與損害的因果關係，因此移送給歐盟法院的問題有二：首先，在缺乏醫學證據時，《產品責任指令》第 4 條是否排除嚴格、明確且一致推定的可能？再者，若不否定此一推定，《產品責任指令》第 4 條是否排除以特定事實自動推定因果關係的可能[24]？簡言之，

歐盟法院容許嚴格、明確且一致的推定在特定情況下存在，但排除以特定事實自動推定因果關係的機制。歐盟法院主要的論理仍然是以不破壞《產品責任指令》第 4 條的原則出發，只要國內法院仍保有綜合考量其他證據的情況下，此一推定就不會與《產品責任指令》第 4 條相違背[25]。但是歐盟法院認為如果有一套自動推定因果關係的制度，縱使製造商可以舉證推翻，仍舊已經違背《產品責任指令》第 4 條，因為在此情況下製造商事實上已負擔舉證責任[26]。本判決出爐後，不少人將其解讀為即使缺乏醫學證據支持，製造仍要負擔產品責任[27]，但事實上如果仔細閱讀判決內的論理，會發現受害人要在缺乏醫學證據支持的情況下，提出足以證明疫苗與不良反應間因果關係的事實證據，其實並不容易，因為法院仍能夠審查其他可得的所有證據，並不是只要當事人提出特定事實證據即可證明因果關係。

歐盟嚴格的產品風險分配在採購 COVID-19 疫苗時也遇到困難。製造商與民眾其實期待歐盟能夠設立歐盟境內適用的預防接種受害補償機制，但是對於歐盟而言，產品責任歸屬於製造商，《產品責任指令》第 1 條也已明文規範此一原則，因此，歐盟不願意再透過公共資源共同分擔疫苗產品責任[28]。歐盟強硬立場的背後有其道理，因為在疫情肆虐期間，政府與國際組織為了加速疫苗的投入，經常挹注藥廠鉅額的研發資金，藥廠享盡政策與制度的優惠，利潤都歸藥廠所有，若再由政府承擔疫苗責任給予藥廠免責，藥廠就幾乎不用負擔任何產品責任[29]。

歐盟政策的出發點是要維持市場的公平競爭，因為若僅給予生產疫苗的藥廠免責，其他藥廠卻依舊適用《產品責任指令》，將導致政策性偏袒特定藥廠。但面對藥廠龐大的財力與影響力，加上大西洋對岸的美

國大方地給予藥廠免責優惠，在疫苗有限的情況下，歐盟堅持的產品風險分配並不利於疫苗採購。在現實壓力下，歐盟在 COVID-19 疫苗採購也有一定程度的讓步，選擇與藥廠協商疫苗產品責任，並以藥廠的獲利為協商的依據，例如：在與 AZ 疫苗的採購中，由於每一劑價格僅約 2.5 歐元，因此歐盟給予藥廠優惠，責任依然歸屬於藥廠，但是在無法預測的副作用（unexpected side-effects）發生時，同意分擔賠償金；反之在與 Sanofi 的採購中，因為每一劑價格高達約十歐元，因此沒有得到任何產品責任分擔的優惠[30]。但由於採購合約中的價格或是責任分擔的條文都被遮蔽，無從得知更為細節的談判結果，但已足夠描繪歐盟在公共衛生緊急情況的應變策略。

雖然歐盟的《產品責任指令》對於受害人並不友善，但是歐盟許多會員國反而有訴訟外的替代管道解決疫苗責任的問題。歐洲許多國家選擇設立國家的疫苗受害救濟基金[31]，受害人只要向行政機關申請，資格符合就可以享有補償，相較於法院費時費力的訴訟程序，此種救濟制度的存在，也有效解決受害人必須在《產品責任指令》嚴格的標準下向製造商求償的問題。

（三）制度簡評

美國與歐盟，兩套制度各有其優缺點，特別是在疫苗短缺的公共衛生緊急事件下，如何調整與維持彈性，值得仔細觀察。

美國的立場傾向鼓勵製造商從研發中獲利，因此由國家負擔疫苗責任的不確定風險。在承平時期，是由製造商挹注政府設立的補償機制，換取政府代替製造商作為被告；但在緊急醫療時期，政府更大方給予犯

錯的空間，提供製造商創新研發的機會，並享有偌大的免責範圍。美國的風險承擔模式是鼓勵私人投入對應公共衛生緊急狀態的立法考量。

而歐盟則堅持反對製造商賺取災難財，認為所有的責任都應該歸屬製造商。歐盟的立場確實有其道理，但是面對現實的商業利益，製造商不願承擔不確定的商業風險，因此歐盟透過協商模式因應公共衛生緊急事件，以確保製造商之間的公平競爭，讓所有製造商都各自負擔法律風險，又讓製造商有機會透過價格調整與歐盟協商賠償的金額。

二、我國制度改革的思考方向

疫苗產品責任是疫苗採購的一大重點，國際間也因為疫苗產品責任造成疫苗配送阻礙，所幸我國對於疫苗產品責任處理相對單純。我國預防接種受害救濟制度是 SARS 之後修正《傳染病防治法》所建立，依據《傳染病防治法》第 30 條第 4 項訂定《預防接種受害救濟基金徵收及審議辦法》，當疫苗接種受害案件提出後，由預防接種受害救濟審議小組（簡稱「審查小組」）認定預防接種與受害結果之關聯，依據第 13 條得出無關、相關與無法確定等三種鑑定結果 [32]，並依據表定的金額補償 [33]。由此觀察，我國的模式與美國的風險承擔模式很接近，透過無過失補償機制解決疫苗責任問題。

但即使如此，我國仍需使疫苗責任歸屬更加制度化，尤其是在承平時期以及公共衛生緊急狀態下採用不同的立法與政策考量。我國在 COVID-19 期間的疫苗採購模式較為多元，除了政府的採購以外，也有企業協助採購的疫苗與外國捐贈疫苗等，在談判時仍應確保藥廠負起應

負擔的責任。從國際經驗來看，面對藥廠龐大的財力與影響力，要對等與藥廠談判其實並不容易，也因此在國際上逐漸出現藥廠挾帶經濟優勢，不當向經濟實力較弱的國家予取予求，甚至要求全面免責，即便是藥廠自身的過失也適用[34]。

　　我國在辦理採購過程中，需要留意採購合約內給予藥廠的優惠條件，所幸 WHO 過去經驗以及正在運作中的 COVAX 都提供良好的指引。以 COVAX 為例，COVAX 是以全球 COVID-19 疫苗公平配送為宗旨成立的合作機制，所有國家或經濟體都可以參與提出申請，加入成為 COVAX 的成員，在 COVAX 提供的制式合約當中，確實給予製造商廣泛的免責或補償，但是如有故意不法（willful misconduct）或是違反良好作業規範（Current Good Manufacturing Practice），參加國即不應該給予製造商免責或是補償[35]。因此，我國雖然在制度上並沒有顯著的疫苗產品責任問題，仍應注意制度上是否過度偏袒藥廠，而讓藥廠規避本身應負起的責任，未來需以此為標準將疫苗責任逐漸制度化。

三、結論

　　疫苗的生產與配送是決定防疫前線成敗與否的關鍵性因素，在公共衛生緊急事件下，疫苗的需求量遽增，製造商產能增加，需加速將產品送到醫療前線。此時，政府在監管力度上要適時鬆綁疫苗試驗程序。在人類面對新興的傳染病時，必須研發全新的疫苗，但是當資源吃緊、需求緊急時，新研發的疫苗投入市場後產生的產品瑕疵或是人體不良反應的機率可能較高。疫苗在使用後，若對人體產生傷害，制度上如何平衡

受害者的損害與製造商的商業利益，仰賴立法者的立法智慧。

從美國與歐盟的經驗來看，兩套制度各有優缺點，特別在疫苗短缺的公共衛生緊急事件下，美國傾向於鼓勵製造商從研發中獲利，以增進製造商投入研發與市場的誘因，但是歐盟認為不應該讓製造商賺取災難財，強調市場的公平競爭。美國與歐盟的制度皆有其社會與法治的脈絡，提供我國思考在公共衛生緊急狀態下的疫苗責任分配是否合宜。期盼透過國際間經驗的分析，有助於反思我國的制度。

註　釋

1　Thomas Morrow & Linda Hull Felcone(2006). Defining the difference: What Makes Biologics Unique. BIOTECHNOL. HEALTHC. 1(4), 24-26.

2　Katherine A. Davis (1998). An International Drug Administration: Curing Uncertainty in International Pharmaceutical Product Liability. 18 NW. J. INT'L L. & BUS. 685, 703.

3　Bruesewitz v. Wyeth LLC, 562 U.S. 223, 226 (2011).

4　Richard L Manning (1994). Changing Rules in Tort Law and the Market for Childhood Vaccines. J. L. & ECO, 37(1), 247-275.

5　Anna Kirkland (2016). Vaccine Court: The Law and Politics of Injury. New York University Press, 69-72.

6　42 U.S.C. § 300aa-11(d)(1).

7　42 U.S.C. § 300aa-12(a)(1).

8　42 U.S.C. § 300aa–13(a)(1)(A).

9　42 U.S.C. § 300aa–22(b)(1).

10　Wyeth v. Levine, 555 U.S. 555, 565 (2009).

11　Supra note 3, at 243.

12　Id.at 250.

13　施明遠（2021）。從公共衛生危機到國家安全意識：美國醫療對應措施立法之演進與分析。月旦法學雜誌，312，46-69。

14　42 U.S.C. § 247d–6d(b)(2).

15 42 U.S.C. § 247d–6d(c)(1)(A).

16 42 U.S.C. § 247d–6e(b)(5)(A).

17 Public Health Emergency: PREP Act Q&As. Retrieved from https://www.phe.gov/ Preparedness/legal/prepact/Pages/prepqa.aspx#dec4 (Accessed: 14 Dec. 2021).

18 Judgment of 25 April 2002, Commission of the European Communities v French Republic, C-52/00, EU:C:2002:252, paragraph 24; Judgment of 4 June 2009, Moteurs Leroy Somer v Dalkia France and Ace Europe, C-285/08, EU:C:2009:351, paragraph 25.

19 Judgment of 10 May 2001, Henning Veedfald v Århus Amtskommune, C-203/99, EU:C:2001:258, paragraph 27.

20 Judgment of 25 April 2002, María Victoria González Sánchez v Medicina Asturiana SA, C-183/00, EU:C:2002:255, paragraph 27.

21 Article 1 of the Directive: "The producer shall be liable for damage caused by a defect in his product."

22 Article 4 of the Directive: "The injured person shall be required to prove the damage, the defect and the causal relationship between defect and damage."

23 Report from the Commission to the European Parliament, the Council and the European Economic and Social Committee on the Application of the Council Directive on the approximation of the laws, regulations, and administrative provisions of the Member States concerning liability for defective products (85/374/EEC), COM/2018/246 final, paragraph 5.2.

24 Judgment of 21 June 2017, N. W and Others v Sanofi Pasteur MSD SNC and Others, C-621/15, EU:C:2017:484, paragraph 17.

25 Id. at 42.

26 Id. at 53 and 54.

27 Laura Castells & Declan Butler(28 June 2017). Vaccine ruling from Europe's highest court isn't as crazy as scientists think. NATURE. Retrieved from https:// doi.org/10.1038/nature.2017.22222.

28 Answer given by Ms Kyriakides on behalf of the European Commission (Question reference: E-001512/2021) (1 Oct. 2021).

29 Anne McMillan(24 Sep.2021). Pandemics and profits, INTERNATIONAL BAR ASSOCIATION. Retrieved from https://www.ibanet.org/Pandemics-and-profits

30 Francesco Guarascio, Exclusive: AstraZeneca gets partial immunity in low-cost EU vaccine deal, REUTERS (25 Sep. 2020). Retrieved from https://www.reuters. com/article/us-health-coronavirus-eu-astrazeneca-excidUKKCN26G0NH

31 Randy G. Mungwira et al., Global landscape analysis of no-fault compensation programmes for vaccine injuries: A review and survey of implementing countries, PLOS ONE (21 May 2020). Retrieved from https://doi.org/10.1371/journal.pone.0233334

32 無關的情形包括：臨床檢查或實驗室檢驗結果，證實受害情形係由預防接種以外其他原因所致；醫學實證證實為無關聯性或醫學實證未支持其關聯性；醫學實證支持其關聯性，但受害情形非發生於預防接種後之合理期間內；衡酌醫學常理且經綜合研判不支持受害情形與預防接種之關聯性。相關的情形包括：醫學實證、臨床檢查或實驗室檢驗結果，支持預防接種與受害情形之關聯性；受害情形發生於預防接種後之合理期間內；經綜合研判具有相當關聯性。無法確定則是在無關、相關之外，經綜合研判後，仍無法確定其關聯性者。

33 預防接種受害救濟説明手冊。衛生福利部疾病管制署。取自：https://www.cdc.gov.tw/File/Get/YnyBgkKCGRl64UsjdcA1lw。

34 Madlen Davies et al.(23 Feb. 2021). Held to ransom': Pfizer plays hardball in Covid-19 vaccine negotiations with Latin American countries, STAT. Retrieved from https://www.statnews.com/2021/02/23/pfizerplays-hardball-in-covid19-vaccine-negotiations-in-latin-america/

35 COVAX Facility Terms and Conditions for Self-Financing Participants. Retrieved from https://www.gavi.org/sites/default/files/covid/covax/COVAX-Facility_Terms_and_Conditions-Self-Financing-Participants.pdf (Accessed : 24 Jan. 2022).

第十九章

COVID-19 與全民健保

黃心苑、梅乃馹、周穎政

一、前言

（一）疫情對醫療體系的壓力測試

　　全球 COVID-19 疫情蔓延已長達兩年之久，不論是經濟，還是人民的身心靈健康皆深受影響。目前已有超過五億名確診者，更造成超過六百萬人死亡個案，對當前醫療體系造成相當大衝擊。初期面對具有快速傳播性及高度不確定性的新冠疫情，許多國家的醫療照護體系都已經被逼近臨界點或是崩潰，其中包含許多已開發國家。令人震驚的是許多先進國家醫療體系面對此新興傳染病的應變能力及韌性也是脆弱不足的，例如：病床、人力、設備、個人防護裝置（Personal Protective Equipment, PPE）等。臺灣很幸運地在政府單位、醫療人員和人民攜手共同努力之下守住了防線，但不可諱言，臺灣的醫療照護體系同樣面臨疫情不確定性的壓力。

（二）兩波壓力測試凸顯的問題

　　雖不像其他國家實際面對疫情大爆發所帶來的衝擊，但過去臺灣的

主要幾波疫情，仍可視為臺灣醫療照護體系承載及應變能力的壓力測試。回望 2021 年 5 月到 7 月的疫情，凸顯了臺灣醫療照護體系的弱點，從各醫療院所的反應及媒體的報導，面對疫情緊張，醫療設備、人力、資源的嚴重的不足，暴露長久以來醫療體系奉為圭臬的成本控制，對防疫能力的負面影響。過去我國對於國家的防疫應變能力及準備，主要依循全球衛生安全 (Global Health Security) 及國際衛生條例，但此次疫情使我們意識到，面對重大新興傳染病，除疫情預防管控的量能外，整體醫療體系的架構及運作，皆與防疫息息相關。全民健保是形塑臺灣醫療照護體系韌力、復原力及影響其運作最重要的因素。因此，重新檢視臺灣的醫療照護體系及相關健保政策，是不可忽視的重要課題。

二、我國健保醫療體系的狀況

（一）臺灣醫療排名沒你想像得好！

從 2015 年開始，刊登於 *Lancet* 中的國際評比研究報告顯示臺灣的醫療排名大約座落於全球第 35 至 45 名中，甚至連兩年落後鄰近亞洲國家，表現不及日本、韓國、新加坡，主因是慢性腎臟病、糖尿病、高血壓、心臟病、腦血管疾病照護整合上的不完善[1,2,3]。相較於其他已開發國家，人口數超過一千萬，且歷年醫療體系都有獲取高達 90 分的國家，包括：法國、瑞典、加拿大、日本等，臺灣的醫療系統分數只有 70 幾分。此外，國民平均壽命也時常是被各國用於評估醫療品質的一個指標，1995 年我國平均國人壽命為 75 歲，2019 年已延長至 80.9 歲；

但同一段期間，韓國國民平均壽命從 73.8 歲延長至 83 歲，明顯優於臺灣。近期一篇《英國醫學期刊》的文章中，更是將臺灣與美國、加拿大、英國、荷蘭及以色列五國比較，發現臺灣因急性心肌梗塞入院的病人不論是 30 天或一年內的死亡率都高於他國[4]。臺灣的醫療照護品質，不管是在急性還是慢性疾病上都有相當的努力空間。

臺灣的醫療照護體系自 1995 年全民健保實施後的前 10 至 15 年，絕大多數的實證數據顯示，無論是在成本控制、促進就醫可近性及醫療品質，都有非常好的表現。但是當各國為因應社會變遷，科技的快速進展，在逐年提高醫療照護投資的同時，臺灣在醫療照護的支出成長較緩，臺灣健保的烏托邦是否能繼續維持？尤其在此次新冠疫情衝擊及面對未來慢性病及新興傳染病的挑戰下，如何取得社會對提高醫療照護體系的投資及優化分配機制是刻不容緩的課題。

（二）天下沒有白吃的午餐

臺灣 2019 年經常性醫療保健支出（Current Health Expenditure, CHE）佔總體 GDP 的 6.54%，然而 OECD（Organization for Economic Cooperation and Development，經濟合作暨發展組織）會員國多數在 10% 上下，日本醫療支出所佔國內生產總值為 11.04%、美國是 16.77%，臺灣相較先進國家的醫療投資比例明顯偏低（圖 1）。在這 20 年間，臺灣醫療支出成長速度不但不如日本，更落後韓國、新加坡（圖 2）。臺灣對醫療支出的保守，也反應在臺灣人民落後於日本、韓國及新加坡的平均餘命（圖 3）。

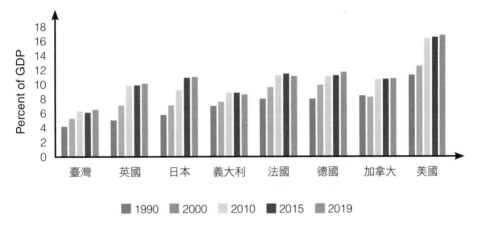

💮 圖 1 1990 年至 2019 年各國醫療支出所佔 GDP 比例

資料來源：OECD Health Statistics, Ministry of Health and Welfare Taiwan

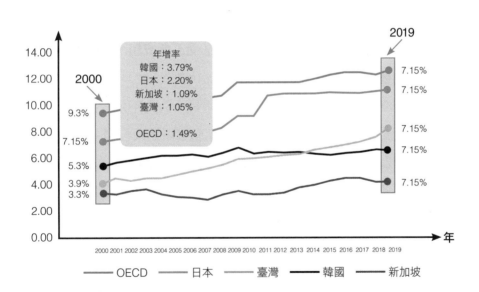

💮 圖 2 2000 年至 2019 年各國醫療支出所佔總 GDP 比例成長趨勢

資料來源：World Bank, OECD Database, Ministry of Health and Welfare Taiwan

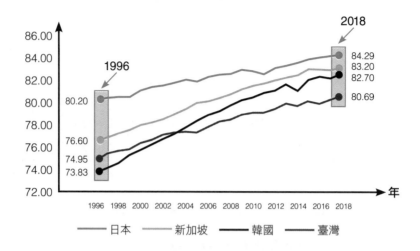

☸ 圖 3 1996 年至 2018 年各國人民健康平均餘命

資料來源：World Bank, Ministry of the Interior Taiwan

　　在健保實施的 10 至 15 年，臺灣社會享受了低費用、高就醫、可近
性及好品質的醫療服務。但是，天下沒有白吃的午餐，近 10 年，醫護
人員反應對醫療體系的失望及不滿，工時過長、人力不足等問題層出不
窮，再加上近期的國際醫療品質評比臺灣不如預期及自費比例逐年增
高，尤其在面對重大疾病時的作為，更讓大家對於健保所能提供的品質
及財務風險保障有所質疑。換句話說，在臺灣原就比其他已開發國家對
醫療照護投資較低的情況下，再以成本管控為主的政策脈絡，因應高齡
化、經濟成長所帶來的醫療需求及醫療科技的進步是否合適呢？醫療品
質精進及就醫可近性的確保都是需要經費，如果只是想要控制成本，不
僅讓醫療照護體系面對新興傳染病及社會變遷的不確定性，更難確保民
眾就醫公平性，甚至是整體醫療品質都可能受影響。

三、我國改革建議

（一）韌力、復原力：全球健康的挑戰

　　世界衛生組織（WHO）針對醫療照護體系的模型，有六大核心，分別是：1. 領導及治理 (Governance)、2. 財務 (Financing)、3. 資訊 (Information)、4. 人力資源 (Human resources)、5. 服務的提供 (Service delivery) 及 6. 藥物和醫療科技 (Medicine and Technology)。很遺憾的，在此次疫情衝擊下，各國醫療體系在這些核心面向的侷促一覽無遺。近期有多篇論文提出對醫療體系的反思，其中發布於國際知名期刊 *Nature* 的 'Health Systems Resilience in Managing the COVID-19 Pandemic: Lessons from 28 Countries'，即探討醫療照護體系韌性的定義及目標，以六大核心、非藥物治療、快篩、接觸者追蹤、檢驗等事項作為評估標準，進而發現高效能國家在疫情中的四個共同點[5]：

1. 即時啟動完善的回應，經由政府及各部門所組成防疫中心，給予全數醫療人員所需 COVID-19 相關感控教育訓練，參與像是 COVAX 疫苗協議，設立隔離檢疫場所。

2. 一個有可塑性的醫療體系，招聘已退休或外籍醫療人員協助，延後非危及生命相關手術。

3. 適當保存、維護醫療資源，推廣國內研究與相關醫療器材之製造。

4. 減少脆弱性，建立能刺激經濟紓困商家、個人及家庭的方案，積極採檢和追蹤確診足跡，更應透過社群網路擴大溝通管道傳播正確防疫資訊。

儘管我們已能在臺灣的防疫過程中，看到以上所提起的種種優良政策，但是別忘了這些都必須建立在足夠的經費前提上。

再者，在 *New England Journal of Medicine* 及 *Lancet* 的論文中也都分別強調增加對醫療照護體系的投資及增加醫療體系的財源，並透過支付制度及照護體系的變革，提升醫療照護體系面對未來疫情及不確定性的韌性及復原力，是接下來政府最核心的課題[6,7]。

（二）全球衛生安全與醫療照護體系是一體的

國際趨勢已將全球衛生安全與醫療照護體系視為一體。所以當國家選擇增加對醫療照護的投資，等同強化全球安全衛生。當邁入疫情的後期及後疫情時代，檢視醫療照護體系的資源及分配是強化防疫體系安全的重點。尤其是在臺灣本來在醫療照護的投資相較於其他已開發國家低的情況下，更是刻不容緩的議題。因此，臺灣在面對未來的不確定性，政策上針對醫療照護體系的投資是否應適當增加，作更積極地討論和凝聚社會共識？如果決定增加投資，是透過健保嗎？或是透過其他管道及機制（如：私人保險等）？不同的機制在效率與公平性產生不同的影響，必須作困難的取捨。如果選擇增加健保資源的投入，光是投入資源並不能直接轉化成醫療體系的韌性及復原力，應思考如何透過支付制度及照護體系的變革，強化品質及效率，更有效地利用新增的資源增進醫療體系的韌性及復原力。臺灣醫療照護體系有備戰，但實際應戰的時間不多，健保雖降低大家面對疫情時的不確定性，面對新冠疫情的備戰過程中，仍反映出醫療人力設備資源的捉襟見肘及支付制度的挑戰，需要更積極地推動醫療照護體系的改革；臺灣若想增強健康體系的韌力，確

保醫療機構、人員及國民於危機時的應變能力，應從過去及現在累積的經驗中記取教訓，才能在面對下個大流行病時，有餘裕重新整頓組織及妥善分配資源。健全的醫療照護體系是不可或缺的，但唯有在適當的資源及管理之下，方可延續並對抗未來不可預知的疫情。

註 釋

1　GBD 2015 Healthcare Access and Quality Collaborators.(2017). Measuring performance on the Healthcare Access and Quality Index for 195 countries and territories and selected subnational locations: a systematic analysis from the Global Burden of Disease Study 2015. Lancet, 390(10091), 231-266.

2　GBD 2016 Healthcare Access and Quality Collaborators.(2018). Measuring performance on the Healthcare Access and Quality Index for 195 countries and territories and selected subnational locations: a systematic analysis from the Global Burden of Disease Study 2016. Lancet, 391(10136), 2236-2271.

3　GBD 2019 Universal Health Coverage Collaborators.(2020). Measuring universal health coverage based on an index of effective coverage of health services in 204 countries and territories, 1990–2019: a systematic analysis for the Global Burden of Disease Study 2019. Lancet, 396(10258) , 1250-1284.

4　Peter Cram, Laura A. Hatfield, Pieter Bakx, Amitava Banerjee, Christina Fu, Michal Gordon, Renaud Heine, Nicole Huang, Dennis Ko, Lisa M. Lix , Victor Novack, Laura Pasea, Feng Qiu, Therese A Stukel, Carin Uyl-de Groot, Lin Yan, Bruce E. Landon. "Variation in use of revascularization and outcomes of patients hospitalized with acute myocardial infarction in 6 high-income countries between 2011-2017: a cross sectional cohort study from the International Health Systems Research Collaborative." BMJ, Forthcoming.

5　Haldane, V., De Foo, C., Abdalla, S.M. et al.(2021). Health systems resilience in managing the COVID-19 pandemic: lessons from 28 countries. Nat Med, 27, 964–980.

6　Blumenthal D, Fowler EJ, Abrams M, Collins SR. (8 Oct 2020). Covid-19——Implications for the Health Care System. N Engl J Med., 383(15), 1483-1488.

7　Lal A, Erondu NA, Heymann DL, Gitahi G, Yates R.(2 Jan 2021). Fragmented health systems in COVID-19: rectifying the misalignment between global health security and universal health coverage. Lancet, 397(10268), 61-67.

第二十章
亞太醫療與防疫特區布建規劃

尤櫻儒、黃心苑、郭旭崧

　　COVID-19 疫情在全球快速蔓延，疫情爆發之初，美國約翰霍普金斯大學（Johns Hopkins University）預測臺灣將是受災最嚴重的國家之一，在中國大陸地區以外 50 個最高風險機場中，臺灣四大機場也名列其中（桃園、高雄、松山及臺南）[1]。

　　臺灣是海島國家，經濟仰賴進出口貿易，國際聯繫依靠空運與海運，故在防疫上面臨最大的挑戰，當屬來自疫區航班抵達國境和郵輪抵港後，邊境防檢疫措施以及後續規定天數之隔離檢疫期與自主健康管理期，還有發現確診病患時後送隔離的難度，這些都是防範社區感染之首道防線，是防疫作為最重要的一環。然而，嚴謹的邊境管制與檢疫隔離措施致使全國各縣市耗費大量的人力與物力資源，也對所有隔離檢疫者及社會帶來極大的壓力。

　　依 2022 年 1 月 25 日防疫規定，所有抵臺人員均須於特定的檢疫場所進行規定天數之隔離，確認檢疫結果為陰性後，尚有自主健康管理期，待 21 日後方得自由活動，且若無我國身分、無居留證與無特殊申請之外籍人士也無法入境我國。根據我國 2020 年長照人力統計，本國籍照顧服務員共約 83,093 人（居家 73,700 人與機構 9,393 人）[2,3]，而

打造防疫共同體
解析 COVID-19 醫藥、人權、大數據與前瞻政策

外籍移工從事醫療保健及社會工作服務業、其他服務業（社福移工）約 257,836 人[4]，為本國籍的 3.1 倍，可見臺灣長照高度仰賴外籍移工。另依勞動部 2020 年調查報告[5]，2020 年 6 月底受疫情影響，移工人數共計 703,517 人，較前年底減少 14,541 人（2.0%）；其中國籍以印尼籍為主（272,403 人，38.7%），其次為越南籍（218,702 人，31.1%）及菲律賓籍（154,903 人，22.0%）。然考量國際疫情，邊境管制政策自 2020 年 12 月底起禁止引進印尼移工，2021 年 5 月全國升級為三級警戒後，更禁止所有外籍人士入臺，縱使指揮中心於 2021 年 11 月宣布開放移工專案引進，但為配合 2021 年 12 月 14 日至 2022 年 2 月 28 日之春節檢疫專案，後續又暫緩或減量引進移工。邊境管制導致缺工，長照單位因無照護人力只能空床，需要被照顧的長者無法入住；公司行號亦出現商品須出口但缺乏人力，導致無法出貨。嚴格的邊境管制及檢疫隔離措施亦使缺工問題日益嚴峻，影響臺灣與國際接軌，延緩國際公司來臺投資意願。

嚴格的管控措施也對經濟帶來顯著影響，依主計處 2021 年統計[6]，自 COVID-19 疫情爆發後，我國因為實施嚴格邊境管制，來臺旅客減少，致餐館業營收年減 2.9%；並因航空載客量減少，致使 2020 年空廚營收年減 29.9% 及 2021 年續減 14.1%，為歷年最大減幅。此外依交通部觀光局統計[7]，2020 年來臺旅客共計 1,377,861 人次，較 2019 年的 11,864,105 人次下滑 88%。2020 年因配合疫情邊境管制，無法調查與估算觀光收益，若以 2019 年來臺旅客平均消費 37,563 元估算，2020 年觀光收益預估年減 3,938 億元[8]。我國自 2006 年起積極發展之國際醫療產業，2020 年產值亦驟降 50%，約略回到 2012 年產值[9]（圖 1）。

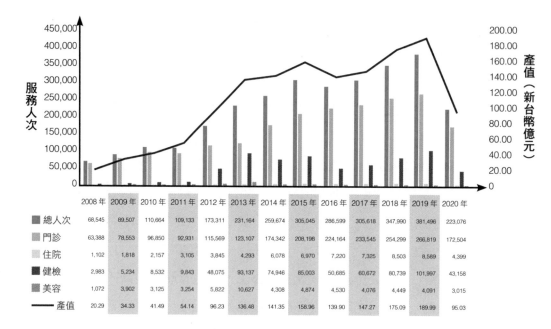

	2008 年	2009 年	2010 年	2011 年	2012 年	2013 年	2014 年	2015 年	2016 年	2017 年	2018 年	2019 年	2020 年
■ 總人次	68,545	89,507	110,664	109,133	173,311	231,164	259,674	305,045	286,599	305,618	347,990	381,496	223,076
□ 門診	63,388	78,553	96,850	92,931	115,569	123,107	174,342	208,198	224,164	233,545	254,299	266,819	172,504
□ 住院	1,102	1,818	2,157	3,105	3,845	4,293	6,078	6,970	7,220	7,325	8,503	8,589	4,399
■ 健檢	2,983	5,234	8,532	9,843	48,075	93,137	74,946	85,003	50,685	60,672	80,739	101,997	43,158
■ 美容	1,072	3,902	3,125	3,254	5,822	10,627	4,308	4,874	4,530	4,076	4,449	4,091	3,015
— 產值	20.29	34.33	41.49	54.14	96.23	136.48	141.35	158.96	139.90	147.27	175.09	189.99	95.03

✿ 圖 1 國際醫療產值（資料來源：衛生福利部國際醫療工作小組，2021 年）

　　我國在歷經嚴重急性呼吸系統綜合症（Severe Acute Respiratory Syndrome, SARS）與腸病毒（Enteroviruses）等疫情後，修正《傳染病防治法》，冀望周全國內防治體系及法規。但在全球 COVID-19 疫情衝擊，以及新興病毒來的越快越猛的威脅下，相關法規及布建仍有未竟之處，故應該思考如何兼顧防疫與經濟發展，以及是否有避免疫情「入境」造成實質危害的更佳策略，如賦予自由貿易港區扮演最前線的防疫角色，以延緩並降低病毒入侵國內社區的壓力。

一、目的

　　我國自 2016 年起致力深化「新南向政策」，期透過與東南亞及南亞國家聯盟形塑發展策略，建立緊密的經濟共同體意識與更緊密的貿易圈。惟面對新興傳染病的猛烈威脅下，人員交流與頻繁移動增加邊境防疫壓力；而嚴格之邊境管制則限制經濟發展，兼顧防疫與經濟發展之「防疫經濟學」與「防疫新生活」已成為全球新顯學。

　　檢視 2019 年 1 月 16 日通過的《自由貿易港區設置管理條例》[10]，雖以經濟發展為主要出發點，但第 12 條檢疫及檢驗項目相關規定仍相對簡略，且不明確。從防疫作為這個角度而論，若能在自由貿易港區內劃定醫療防疫專區，委以民間參與方式興建大型醫療與防疫中心推行「平變兩用，功能再升級」計畫，平時配合我國新南向政策發展高端醫療服務、醫療教學與專業管理等作為國際醫療與特色醫療示範區；疫情作戰時結合區域防疫，作為中央防疫對策之國境防疫檢疫角色，以及安置病患或疑似病患的「類境外」獨立區域，解決安置隔離與治療時必須協調地方政府的困擾，並從根本解決減少醫療後送過程傳播擴散風險，使臺灣在國際防疫角色及量能上向前推進。

　　本研究布建規劃是針對「亞太醫療與防疫特區」設置地點、經營方式、國際醫療服務模式與相關法案進行研究分析，提供在自由貿易港區內劃定醫療防疫專區之規劃案及具可行性的最佳營運模式，將國際醫療與防疫同步布局到位，期能提供政府解決未來面臨防疫挑戰，同時兼顧臺灣經濟發展與國際醫療願景的前瞻策略。

二、主要結果

採用「平變兩用，功能再升級」之「亞太醫療與防疫特區」之設置與經營模式，期兼顧防疫工作與紓困振興凝聚共識力，減少新興傳染病後送過程風險，真正發揮決戰境外之功能。

（一）設置地點

因應新興傳染病疫情的發生，防疫成為疫情控制之決戰關鍵。綜觀全球多國於機場或港埠周邊設置與啟動防疫相關之醫療機構，以擴大收治病患、減少醫療後送疫情傳播風險，並視需要支援機場邊境檢疫作業。檢視鄰國因應 COVID-19 設置醫療機構，除廣州國際健康驛站距離廣州白雲機場 36.5 公里，其餘皆在 6 至 17.5 公里距離內，甚有泰國方艙醫院直接設置於機場航站內（表 1）。

我國人口密集，桃園國際機場周邊的醫院包括：部立桃園醫院、敏盛醫院三民院區、臺北榮民總醫院桃園分院、林口長庚醫院、聖保祿醫院、聯新國際醫院與國軍桃園總醫院等（圖 2），這些醫院皆有原長期就診病人，無法大量收治新興傳染病確診和疑似確診病人，或可能壓縮常規就診病人權益。同時，國際病人入住困難，需於就診目標醫院專責病房仍有餘裕時，方能收治於院區隔離。當疫情嚴峻產生大量病人時，惟有兼具傳染病專責的「亞太醫療與防疫特區」能大量容納病人，讓醫療量能與資源妥善應用，降低國內醫療量能不足之風險。

表 1　鄰國機場周邊設置防疫相關之醫療機構

國家	執行醫院	設立時間	床數	鄰近機場	機場距離
越南	7th Military Region（方艙醫院）	2020.03	1,000	新山一國際機場	12 公里
新加坡	Changi Exhibition Centre（方艙醫院）	2020.04	4,000	新加坡樟宜機場	16 公里
香港	北大嶼山醫院	2021.01	816	香港國際機場	6.3 公里
中國	廣州國際健康驛站	2021.06	5,074	廣州白雲機場	36.5 公里
泰國	Mongkutwattana Hospital（方艙醫院）	2021.07	1,800	廊曼國際機場	機場內
	方艙醫院	2021.08	5,000	蘇凡納布機場	機場內
印度	樂納亞克醫院	2021.12	100	英迪拉甘地國際機場	17.5 公里

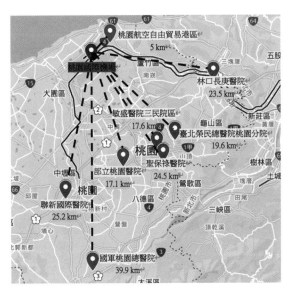

圖 2　桃園國際機場周邊醫療院所

桃園航空自由貿易港區緊鄰桃園國際機場（約五公里），整合航空貨運、物流、加值、運籌、倉辦五大功能，並具有全區保稅優惠。若能於該區設置亞太醫療與防疫特區，使其扮演最前線的防疫角色，號召國內國際醫療院所共同投入，除能安置病患或疑似病患建立「類境外」獨立區域，使防疫及必要設施布局到位，亦能有條件提供部分國際病人來臺就醫；於國內疫情嚴峻時，亦可徵召轉型為防疫專責醫院，期能兼顧經濟（國際醫療發展）與防疫的前瞻願景。

（二）經營方式

　　我國自 2006 年起將國際醫療列為施政重點，並著手於「特殊醫療」與「觀光醫療」之發展。近年新興傳染病崛起且全球快速傳播，觀光醫療導向之國際市場受到極大影響，但特殊醫療仍極具有就醫需求，結合國際醫療與區域防疫之「平變兩用——亞太醫療與防疫特區」為建議推行方案（圖 3）。

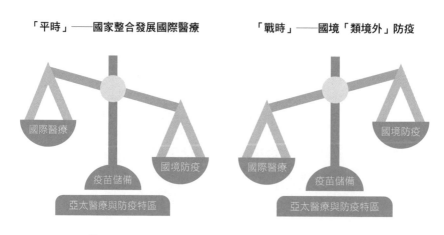

「平時」——國家整合發展國際醫療　　　　「戰時」——國境「類境外」防疫

國際醫療　　國境防疫　　　　國際醫療　　國境防疫

疫苗儲備　　　　　　　　疫苗儲備

亞太醫療與防疫特區　　　　亞太醫療與防疫特區

圖 3 「亞太醫療與防疫特區」國際醫療服務模式

我國醫療發展成熟，現行國際醫療推行多採各家醫院自行規劃院級國際醫療中心或專區經營，缺乏統合發展，建議由國家出面整合打造「臺灣品牌」亞太醫療與防疫特區，號召國內國際醫療產業進行特區興建—營運—轉移（Build–operate–transfer, BOT），即由民間醫療機構投資興建與營運，營運期屆滿再移轉該特區所有權予政府。

1. 平時——國家整合發展國際醫療，打造臺灣品牌

依國家政策深耕「特殊醫療」之發展，推廣我國具特色且國際知名之醫療服務，如：肝臟移植、顱顏重建手術、心血管治療、人工生殖技術、關節置換手術等五大強項，並擴大版圖至再生醫療（Regenerative Medicine）、精準醫療（Precision Medicine）與數位醫療（Digital Health）等全球趨勢。

再生醫療之細胞修復、幹細胞療法與免疫細胞療法為當代醫療潮流，自體骨髓間質幹細胞移植於退化性關節炎、慢性缺血性中風與脊髓損傷等治療；發展免疫細胞療法於癌症治療。同時發展智慧科技、智慧生醫及智慧管理，以快速精準的檢驗服務，因應尖端精準醫療。

2. 戰時——國境「類境外」防疫，發揮決戰境外功能

於國外疫情發生時，可作為國人返臺專責收治特區、安置確診或疑似病人的獨立區域，減少新興傳染病後送過程風險，延緩並降低病毒入侵國內社區的壓力。若我國醫療量能仍有餘裕，亦可藉由本特區有條件收治特殊醫療需求之國際病人，降低疫情對國際醫療產業之衝擊，並維持臺灣國際醫療品牌。

若國內疫情嚴峻，該特區亦能立即由中央政府徵用，轉變為國內緊急後送的傳染病專責醫院，以避免疫情爆發癱瘓國內醫療系統，並提供及緊急建置臨時隔離場域之需求。

3. 平戰兼備──疫苗儲備及管理防護裝備

補強區域防疫功能，建立防疫物資供應鏈及物資汰舊換新機制、支援緊急防疫需求與擔任疫苗協調中心。

（三）國際醫療服務模式

在亞太醫療與防疫特區，可藉由國家出面整合打造「臺灣品牌」之國際醫療產業 BOT，於特區進行治療或檢疫隔離後至治療標的醫院（圖4）。

1. 國際病人來源

藉由本特區與衛生福利部國際醫療工作小組、財團法人臺灣醫療健康產業卓越聯盟基金會、我國官方駐外單位、僑委會、臺商會、衛生福利部一國一中心計畫或標的國家合作夥伴（醫療院所、轉介機構、旅行

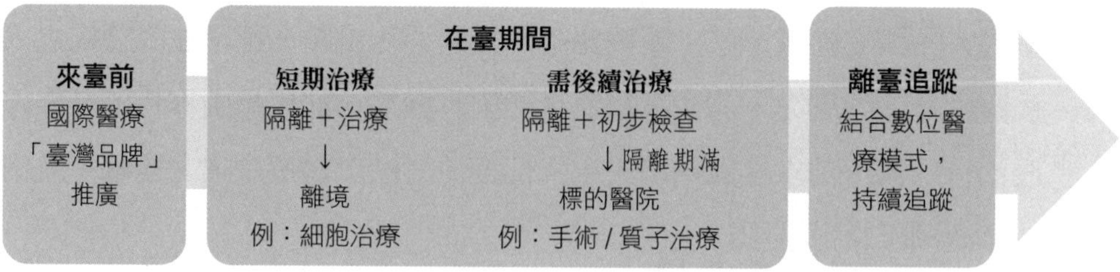

圖4 「亞太醫療與防疫特區」國際醫療服務模式

社或其他合作機構）合作，推行並且宣傳經整合之國際醫療「臺灣品牌」。由本特區擔任品牌整合窗口，提供海外病人抵臺前我國標的醫院諮詢、轉介與前置申請作業等。

2. 抵臺治療

於非疫情期間（平時），配合我國新南向政策發展高端醫療服務、醫療教學與專業管理等作為國際醫療與特色醫療示範區，由特區 BOT 之國內醫院進行特色醫療治療與示範教學。

於新興傳染病疫情期間（戰時），擔任國際病人抵臺後之檢疫隔離場所，並同時可接受相關治療，縮短國際病人在臺時間，並增加來臺就醫意願與滿意度。若為短期常規的我國特色特殊治療，可於特區內即時進行，治療後即離境，以縮短在臺治療期間，且治療不受疫情影響而中斷（如：再生醫療之免疫細胞療法，經提前細胞準備，可於抵臺輸注與觀察後快速離境）。而需後續進行手術或進一步檢查之疾病，可於特區隔離期間，藉數位醫療之穿戴式裝置、遠距醫療與零接觸式防疫科技平台提供標的醫院即時醫療數據，減少隔離之等待期並提前與病人討論隔離完成後之治療方案，達成醫病決策共享。

3. 離臺癒後追蹤

比照我國現行國際醫療優質追蹤服務，結合數位醫療模式持續追蹤來臺就醫病人之返國健康情形。

（四）相關法案研析

　　桃園航空自由貿易港區緊鄰桃園國際機場為平變雙用「亞太醫療與防疫特區」設置之最佳場域之一，建立「類境外」獨立區域安置病人、能有條件提供國際病人來臺就醫，除可解決安置隔離與治療議題，並從根本解決醫療後送過程傳播擴散風險。

　　經文獻探討及法規檢視，《自由貿易港區設置管理條例》（修正日期：2019 年 1 月 16 日）及《傳染病防治法》（修正日期：2019 年 6 月 19 日）針對檢疫內容相對簡略不夠明確。前者第 12 條雖表列配合自由港區管理機關之運作辦理檢疫及檢驗業務，惟醫療產業並未列於自由港區事業或自由港區事業以外事業（《自由貿易港區設置管理條例》第 3 條）[12]；後者第 53 條雖明定「各級政府機關得依指揮官之指示，指定或徵用公、私立醫療機構或公共場所，設立檢疫或隔離場所，並得徵調相關人員協助防治工作」[13]，但未提及集中檢疫相關的議題。

　　號召國內國際醫療產業進行亞太醫療與防疫特區 BOT，亦須針對相關法規進行研究分析，行政院於 2013 年通過「自由經濟示範區特別條例草案」，內含國際醫療相關條例（第 49-53 條）[14]，擬放寬國際醫療設置條例、外國醫事人員聘用規範，並強調於特區之國際醫療機構不得為全民健康保險特約機構，另需依營運總收入向中央主管機關繳納特許費，藉以提升國際醫療盈餘前提，並保障國人就醫權益與平等性。然本條例因牽涉範圍廣泛，包含：農業、醫療、教育、勞工與土地正義議題等，並造成稅制、反洗錢與產地標記等困難，迄今尚未通過立法。

《自由貿易港區設置管理條例》（修正日期：2019/01/16）[15]	第 3 條　本條例用詞定義如下： 1. 自由港區：……。 2. 自由港區事業：指經核准在自由港區內從事貿易、倉儲、物流、貨櫃（物）之集散、轉口、轉運、承攬運送、報關服務、組裝、重整、包裝、修理、裝配、加工、製造、檢驗、測試、展覽或技術服務之事業。 3. 自由港區事業以外之事業：指金融、裝卸、餐飲、旅館、商業會議、交通轉運及其他前款以外經核准在自由港區營運之事業。 ……
	第 12 條　自由港區內下列事項，由各該目的事業主管機關設立分支單位或指派專人，配合自由港區管理機關之運作辦理： 1. 稅捐稽徵。 2. 海關業務。 3. 檢疫及檢驗業務。 4. 警察業務。 5. 金融業務。 6. 電力、給水及其他有關公用事業之業務。 7. 郵電業務。 8. 其他公務機關業務。
《傳染病防治法》（修正日期：2019/06/19）[16]	第 53 條 1. 中央流行疫情指揮中心成立期間，指揮官基於防疫之必要，得指示中央主管機關彈性調整第三十九條、第四十四條及第五十條之處置措施。 2. 前項期間，各級政府機關得依指揮官之指示，指定或徵用公、私立醫療機構或公共場所，設立檢疫或隔離場所，並得徵調相關人員協助防治工作；必要時，得協調國防部指定國軍醫院支援。對於因指定、徵用、徵調或接受隔離檢疫者所受之損失，給予相當之補償。 3. 前項指定、徵用、徵調、接受隔離檢疫之作業程序、補償方式及其他應遵行事項之辦法，由中央主管機關定之。

自由經濟示範區特別 條例草案 （行政院通過： 2013/12/26，迄今尚 未通過立法）[17]	第 49 條　設立國際醫療機構之醫療社團法人，不受下列之限制： 一、醫療法第四十九條第一項規定。 二、醫療法第五十條第一項及第二項規定。 前項醫療社團法人社員之出資額、董事之名額、醫事人員及外國人充任董事之比例，由中央衛生福利主管機關定之。
	第 50 條　國際醫療機構得聘僱外國醫事人員於機構內執行業務，其聘僱外國醫事人員之人數或比率，由中央衛生福利主管機關公告之。 ……
	第 51 條　非執業登記於國際醫療機構之本國醫師，不得至國際醫療機構執行醫療業務。 ……
	第 52 條　國際醫療機構，不得為全民健康保險特約醫事服務機構。
	第 53 條　辦理國際醫療機構之醫療社團法人，應依前一年度營運總收入之一定比例，每年向中央衛生福利主管機關繳納特許費。……。

三、結論

　　新興傳染病盛行，疫情肆虐全球，重創世界多國產業與經濟，臺灣無法置身事外。臺灣由 2003 年的 SARS 經驗學習到跨部會整合機制建立，強化政府與民間之合作關係，在本次 COVID-19 疫情成為全球防疫典範之一。

　　臺灣是海島國家，經濟仰賴進出口貿易，與國際聯繫亦皆靠著空運與海運。《傳染病防治法》健全國內防治體系，發揮防疫視同作戰的

精神，然而參照臺灣過往重大傳染病疫情（SARS 及 COVID-19 等）皆為境外移入，如何讓疫情抵達國境即時防範，有效避免疫情入境為防疫關鍵。

「平變兩用」之「亞太醫療與防疫特區」布建計畫，平時可配合我國新南向政策發展國際醫療與特色醫療示範角色；在疫情作戰時結合區域防疫，作為中央防疫對策之國境防疫檢疫角色，從根本降低醫療後送過程傳播擴散風險，發揮決戰境外之功能，並期兼顧防疫與經濟發展。

我國醫療享譽國際，自 2006 年起政府將國際醫療列為施政重點，並著手於「特殊醫療」與「觀光醫療」之發展，於 2016 年「新南向政策」推行中，亦強調醫療軟實力之展現，於標的新南向國家設立「一國一中心」及深化國際醫療轉診制度，期透過與東南亞及南亞國家聯盟形塑發展策略，建立緊密的經濟共同體。在國際醫療因疫情停擺之際，若能即時修法劃定醫療專區，布建「亞太醫療與防疫特區」，使自由貿易港區發揮防疫功能及緩衝效果，打造我國獨有醫療泡泡，發展成為疫情下之國際醫療重鎮。

汲取過往對抗新興傳染病經驗，將健康安全納入國安，藉緊鄰桃園國際機場之自由貿易港區，防堵疫情決戰境外，並由國家整合國際醫療機構，打造「臺灣品牌」，在全球防疫上扮演重要防疫及利他角色，善盡臺灣的國際責任，實際貫徹 Taiwan Can Help 理念。

註 釋

1 Gardner L, Zlojutro A, Rey D, Dong E. (2020). Modeling the Spread of 2019-nCoV : Johns Hopkins Whiting School of Engineering. Retrieved from https://systems. jhu.edu/wp-content/uploads/2020/01/Gardner-JHU_nCoV-Modeling-Report_Jan-26.pdf

2 行政院性別平等會。老人長期照顧、安養機構工作人員數。（2020）。

3 行政院性別平等會。照顧服務員人數。（2020）。取自：https://www.gender. ey.gov.tw/GECDB/Stat_Statistics_DetailData.aspx?sn=G6R7Y6EdU%24wLPNZqk AKIYg%40%40&d=194q2o4!otzoYO!8OAMYew%40%40.

4 勞動部 (2020)。109 年移工管理及運用調查調查報告。

5 同註 4。

6 統計處（2021）。當前經濟情勢概況（專題：疫情衝擊與催化下，零售及餐飲業的發展與轉型）。取自：https://www.moea.gov.tw/Mns/dos/bulletin/Bulletin. aspx?kind=23&html=1&menu_id=10212&bull_id=9604.

7 交通部觀光局 . 歷年來臺旅客統計（2022）。取自：https://admin.taiwan.net.tw/ FileUploadCategoryListC003330.aspx?CategoryID=3a98448d-7538-4c05-994a-170f1be6860c&appname=FileUploadCategoryListC003330.

8 交通部觀光局 (2022)。來臺旅客消費及動向調查。取自：https://admin.taiwan.net. tw/FileUploadCategoryListC003340.aspx?CategoryID=6f2f646b-872e-44f1-b725-a75c0f7d0bf9&appname=FileUploadCategoryListC003340.

9 衛生福利部國際醫療管理工作小組 (2021)。國際醫療統計專區。取自：https:// www.medicaltravel.org.tw/images/statisticaldata.pdf.

10 交通部（2019）。自由貿易港區設置管理條例。取自：https://law.moj.gov.tw/ LawClass/LawAll.aspx?pcode=A0020051.

11 交通部 (2019)。自由貿易港區設置管理條例。取自：https://law.moj.gov.tw/ LawClass/LawAll.aspx?pcode=A0020051.

12 衛生福利部（2019）。傳染病防治法。取自：https://law.moj.gov.tw/LawClass/LawAll.aspx?pcode=L0050001.

13 交通部觀光局 (2022)。歷年來臺旅客統計。取自： https://admin.taiwan.net.tw/FileUploadCategoryListC003330.aspx?CategoryID=3a98448d-7538-4c05-994a-170f1be6860c&appname=FileUploadCategoryListC003330.

14 交通（2019）。自由貿易港區設置管理條例 [。取自：https://law.moj.gov.tw/LawClass/LawAll.aspx?pcode=A0020051

15 衛生福利部 (2019)。傳染病防治法。取自： https://law.moj.gov.tw/LawClass/LawAll.aspx?pcode=L0050001

16 n.d.。自由經濟示範區特別條例草案總説明。n.d. 取自：https://www.moj.gov.tw/media/2027/452816512615.pdf?mediaDL=true.

國家圖書館出版品預行編目 (CIP) 資料

打造防疫共同體：解析 COVID-19 醫藥、人權、大數據與
前瞻政策 / 國立陽明交通大學防疫科學暨健康一體研究中心
作 . -- 初版 . -- 新竹市：國立陽明交通大學出版社，2022.6
　面；　公分 . -- (疫病與社會系列)
ISBN 978-986-5470-29-6(平裝)

1.CST: 嚴重特殊傳染性肺炎　　2.CST: 傳染性疾病防制
3.CST: 文集

412.471　　　　　　　　　　　　　　　111005856

疫病與社會系列

打造防疫共同體
解析 COVID-19 醫藥、人權、大數據與前瞻政策

主　　編：郭旭崧、楊慕華
作　　者：國立陽明交通大學防疫科學暨健康一體研究中心團隊
專案指導：黃彥芳
專案助理：林秀品、翁筱筑
責任編輯：陳靜儀、程惠芳
封面設計：柯俊仰
美術編輯：theBAND・變設計— ADA

出 版 者：國立陽明交通大學出版社
發 行 人：林奇宏
社　　長：黃明居
執行主編：程惠芳
編　　輯：陳建安
行　　銷：蕭芷芃
地　　址：新竹市大學路 1001 號
讀者服務：03-5712121 轉 50503（週一至週五上午 8:30 至下午 5:00）
傳　　真：03-5731764
E - m a i l：press@nycu.edu.tw
官　　網：http://press.nycu.edu.tw
FB 粉絲團：http://www.facebook.com/nycupress
印　　刷：華剛數位印刷有限公司
出版日期：2022 年 6 月初版一刷
定　　價：400 元
I S B N：9789865470296
G P N：1011100553

展售門市查詢：
陽明交通大學出版社 http://press.nycu.edu.tw
三民書局（臺北市重慶南路一段 61 號）
網址：http://www.sanmin.com.tw　電話：02-23617511
或洽政府出版品集中展售門市：
國家書店（臺北市松江路 209 號 1 樓）
網址：http://www.govbooks.com.tw　電話：02-25180207
五南文化廣場臺中總店（臺中市臺灣大道二段 85 號）
網址：http://www.wunanbooks.com.tw